［最新图文版］

补肾

就这么

轻松

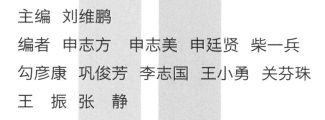

主编　刘维鹏

编者　申志方　申志美　申廷贤　柴一兵

勾彦康　巩俊芳　李志国　王小勇　关芬珠

王　振　张　静

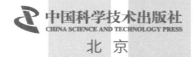

中国科学技术出版社
CHINA SCIENCE AND TECHNOLOGY PRESS

北　京

图书在版编目（CIP）数据

补肾就这么轻松 / 刘维鹏主编 . -- 修订本 : -- 北京：中国科学技术出版社， 2017.3

ISBN 978-7-5046-7430-2

Ⅰ . ①补… Ⅱ . ①刘… Ⅲ . ①补肾—基本知识 Ⅳ . ① R256.5

中国版本图书馆 CIP 数据核字 (2017) 第 053400 号

策 划 编 辑	崔晓荣
责 任 编 辑	黄维佳
装 帧 设 计	李志国
责 任 校 对	龚利霞
责 任 印 制	马宇晨

出　　　　版	中国科学技术出版社
发　　　　行	科学普及出版社发行部
地　　　　址	北京市海淀区中关村南大街 16 号
邮　　　　编	100081
发 行 电 话	010-62103130
传　　　　真	010-62179148
网　　　　址	http://www.cspbooks.com.cn

开　　　　本	720mm × 1000mm　　1/16
字　　　　数	170 千字
印　　　　张	17.25
版 、 印 次	2017 年 3 月第 2 版第 1 次印刷
印　　　　装	北京盛通印刷股份有限公司
书　　　　号	ISNB 978-7-5046-7430-2 / R·2014
定　　　　价	39.90 元

内容提要

编者从饮食、生活、心态、理疗、运动和医药治肾等方面详细介绍了生活中数百种补肾护肾的经典方法，并对肾病治疗用药的常识和禁忌给读者做了普及和提醒。其特点是"简单、易懂、全面、实用"。相信在本书的帮助下，读者能够轻松摆脱肾病困扰，真正体会到：补肾，就这么轻松！

前　言

　　中医认为，肾脏主骨生髓，是人体先天之本。肾脏可排泄代谢废物、调节体液、分泌内分泌激素，只有它健康，人体的体内环境才能稳定、新陈代谢才能正常进行。那么，对于如此重要的肾脏，我们该如何呵护呢？

　　生活中，很多人根本不了解肾虚和肾病，一些人没有保养肾脏意识，一些人自己吓唬自己、胡乱补肾。所以，本书不仅用通俗易懂的语言分析了肾虚和肾病的差异，帮您走出常见误区，还会贴心为您讲述补肾、治肾的方法，生活护肾、饮食补肾、医药治肾、运动健肾……应有尽有，而且简明扼要，轻松易学。

　　肾虚和肾病的诱发因素有很多，但只要养成良好的生活习惯，肾虚、肾病便无可乘之机。本书专家讲述的不是以往那些笼统的方法，而是按原因、看年龄、分性别，不论您想补肾还是治肾，总有几招适合您。

　　俗话说，药补不如食补。临床上久治不愈的肾病病例屡见不鲜，因此正确有效的防治方法尤为重要，而合理饮食不但可以防治肾病，还能强身健体。吃什么可以防治肾病，喝什么可以防治肾虚，本书专家将一一告诉您。

　　理疗法自古传承至今，已有数千年的历史，可见其功效不容置疑。本书专家教您家庭按摩法及中医理疗法，其中包括身体各部位的按摩、针灸、艾灸、拔罐、刮痧等，效果良好，让您想怎么护肾就怎么护肾。

补肾治肾，中西不同。中医辨因施药、循序调理，西医对症下药、立竿见影。本书专家教您中西结合，相得益彰。肾虚、肾病，再不用担心吃什么药，更不会吃错药。

自古人们就有运动防治疾病的传统。运动健肾，同样好处多多。本书专家教您各种运动保健法，从头到脚、动静结合，还特别精选出瑜伽和太极拳的动作，皆简便易行。每天只要几分钟，"动"走肾虚、"动"走肾病。

如果您想补肾治肾，还怕烦琐，赶快阅读本书。专家教您补肾治肾，就这么轻松。

编　者

目　录

《第一章》
好心态让肾更健康

【第二章】

生活中的补肾养肾细节

《第三章》

理疗，传统护肾法

第四章

民以食为天，肾病也能吃着补

第五章

中西医药物治肾须小心

第六章

运动健身又健肾

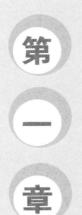

第一章

好心态让肾更健康

中医认为，健康的心理和肾脏的健康有着密切相关的联系，肾病患者只有调节好自己的情绪，把一切烦恼和不开心全抛开，积极面对自己的疾病，并乐观地接受治疗，才能让病情逐渐好转。那么，到底什么才是健康的心理呢？本章就进行了详细的解说。

一、了解肾虚与肾病

> 很多时候，我们常会听到有人说："哎呀，不得了了，我肾虚了，我得了肾病了！这下可完了……"这些人并不知道肾虚和肾病其实有着很大的区别。而且，还有不少人，尤其是男性，一听到肾虚就会心虚，担心自己的肾一虚，就变成性无能了。为了帮大家理清这些内容，本节将针对人们关心的一系列问题进行详细地解答。

♥ 肾虚是什么

日常生活中，很多保健品广告中都提到"肾虚""补肾"等词汇，令人们感到不安，似乎人人都有肾虚，人人都需要补肾一样。那么，到底什么是肾虚，肾虚指的是肾病吗？

其实，肾虚指肾脏精气阴阳不足，分为肾阴虚和肾阳虚。肾阳虚主要表现为腰膝酸软、四肢发冷、畏寒等；肾阴虚则表现为盗汗、虚汗、头晕耳鸣等。由此可见，肾虚并不是一个独立的疾病名称，而是一组征候群。肾是人体主管排泄与代谢的重要脏器，能使代谢废物以尿的形式排泄出去，还能调节内分泌系统。如果肾脏功能下降，出现肾虚症状，就会导致机体的免疫力下降，影响正常排泄、代谢。

另外，中医所指的肾虚与西医中的肾病并不是一个概念。中医肾虚是因疾病引发或身体衰老所致，以补为主；而西医中的肾病，需要进行药物或手术治疗。

中医范畴的肾虚很多时候是指生殖功能减退，如男子性功能降低、阳痿、早泄等；女子子宫发育不良、性欲减退、不孕等。

有些人在房事之后，常会感到腰膝酸软，时间一长，这些人就开始怀疑自己是不是得了肾虚，需要进行治疗。其实，房事后腰酸疲惫是很正常的现象，只要注意休息就可以很快恢复过来，不需要有过重的心理压力。

有些男性生殖器官发育不良，阴茎过于短小，他们往往也将此归于肾虚，认为只要补肾就能弥补这一缺陷。于是他们盲目相信广告或偏方，服用大量补肾药物，可效果却不理想，甚至损伤肾脏。事实上，一旦错过了青春发育期，生殖器官将不再生长，发育不良所导致的问题，补肾也无法改善。

❤ 肾虚不是男人的专利

肾虚主要是指肾功能下降，多数情况下表现为生殖功能下降。于是，很多人认为肾虚是男人的专利与女人无关。其实，这种认知是错误的。相关调查发现，女性也会患不同程度的肾虚，尤其是步入中年的女性肾虚更为严重。

女性肾虚主要是先天不足、后天失调、劳累过度造成的，若怀孕期间营养不良，会造成新生儿肾功能发育迟缓或发育不良，长大之后很容易患肾虚。后天失调与营养不足和过度劳累有关，如果女性营养跟不上，家事或房事又过于劳累得不到充足的休息，无法及时补充肾精，就会形成肾虚。

❤ 男人忌讳说肾虚

很多男性忌讳身边的人说"肾虚"二字，尤其是将这两个字扣在自己身上。他们认为说他们肾虚就是在嘲笑他们"不行了"，是很没有面子的一件事。

其实，肾虚是一种不可抗拒的生理现象。随着年龄的增长，身体逐渐走"下坡路"，肾脏功能呈现出下降趋势，肾虚症状也日渐明显。根据人体差异，男性"衰老"的时间、速度等均不同，应正确看待这一自然现象。

有时，肾虚是因为男性没有调养好身体，使其长期处于高负荷状态下而导致的。如果是这种情况，男性，就应积极进行治疗，并调整生活习惯，逐渐恢复肾脏功能。

❤ 肾阳虚和肾阴虚

中医认为，男性肾虚患者多为肾阳虚，女性则以肾阴虚为主。很多人认为，肾虚只要补肾就行了，其实补肾也要看引起肾虚的主要原因。

很多肾阳虚患者都与性生活有或多或少的联系，常表现为阳痿、早泄、尿频尿急、性欲低下等。一旦确诊为肾阳虚，患者应节制性生活，在注意休息、饮食调养的基础上，去正规医院进行专业的治疗。虽然肾阳虚只是身体亚健康的一个信号，但也应高度重视，以免引发肾炎、肾衰竭等。

❤ 肾虚并不是肾炎

肾炎就是肾脏发生了炎症，是一种免疫性疾病。它是因为人体感染不同的抗原微生物后产生的不同抗体并形成免疫复合物，沉积在肾脏部位而导致了炎症的发生。肾炎的种类很多，一般可分为急性肾炎、慢性肾炎、肾病综合征、紫癜性肾炎等。

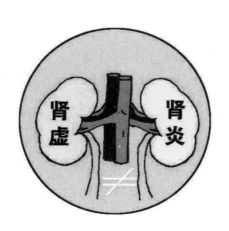

很多人在看中医时得知自己肾虚后，就会立即前往医院进行详细的检查，就怕自己患有肾炎。当检查结果出来后有些人肾脏并没有任何异常，而有些人则会发现肾脏有轻微的炎症。

其实，中医中所说的肾虚是指生殖功能减退，当人患有肾炎、肾衰、心衰等疾病时，也会有肾虚的表现。所以肾虚与肾炎有一定关系，但肾虚并不代表患有肾炎。

❤ 什么是前列腺炎

有些人常把前列腺炎和肾虚混为一谈，事实上，前列腺炎和肾虚是两个完全不同的概念。前者是西医概念，是男性前列腺器官发生病变而引起的病症；后者是中医概念，是一组征候群，并不是具体的疾病。

前列腺炎即前列腺特异性和非特异性感染所致的急慢性

炎症，男性若前列腺排泄不畅、性生活频繁、尿路感染及患有性病，均可引发前列腺炎。

有些前列腺炎患者常会表现出腰痛、尿频、尿痛及阳痿、早泄等，确实也是肾虚的主要表现，可归为肾虚的范畴。但这类患者仅为少数，大多数前列腺炎患者并不能靠补肾达到治疗疾病的目的。相反，补肾类中药可促进前列腺液分泌，服用后反而会加重前列腺病情。

♥ 腰痛 ≠ 肾虚

很多人久坐或劳累后，就会感觉到腰酸腰痛，便认为自己肾虚了，需要补肾。其实，腰酸腰痛有时与肾并没有太大关系。虽然腰膝酸软是肾虚的症状，但并不表明只要腰痛，肾就虚了。

很多疾病都可能导致腰痛，如腰椎疾病、腰部扭伤、妇科疾病等。腰部发生瘀肿或者保暖不到位感染风寒，也会造成腰痛，这与肾及肾虚没有任何关系。

因此，当感到腰痛时，应先确认是不是活动不当，造成了扭伤。如果没有扭伤等情况发生，再确定是不是患有腰椎及其他疾病。所有病症都排除后，再考虑是否是肾虚或肾脏疾病引起的。

♥ 补肾不应心急

很多肾虚患者服用补肾药物后没有显著的疗效，感到十分苦恼。其实，补肾本来就见效慢，一些看似有效的特效药，反而会加重肾脏负担，甚至会导致肾炎、肾衰竭。

肾虚患者在补肾时应摆正心态，不要急于寻求所谓的偏方、秘方，而应全面了解肾虚，用理性的眼光看待它，这对治疗十分有利。街头小广告所宣传的补肾特效药多含有动物激素，虽然见效快，但长期服用会透支身体能量，损伤肾脏。

肾虚患者在选择补肾药物时，应遵医嘱，选择安全可靠、副作用小的中药。如果购买补肾保健品，需特别注意说明书上的成分及生产厂家，选择正规的、能够保质保量的商家的产品。

❤ 性功能下降不应盲目补肾

很多中老年男性因各种原因导致性功能下降，性生活质量下降，于是他们就认为自己的肾"虚"了，需要补肾以提高性能力。更有一些人盲目信从街头小广告，没有进行中医或西医诊断，就大量购买补肾壮阳药物服用，往往引起严重的后果。

其实，肾脏只是泌尿系统器官，虽然肾虚与性功能有一定联系，但并不表示与性能力的强弱有直接关系。导致男性性功能下降的原因很多，年龄、身体状况及其他身体上的疾病，都有可能使性功能下降。如心脑血管疾病、前列腺疾病等。另外，中老年男性因年龄的增长，体力逐渐下降，性功能自然而然也会降低，这是正常的生理现象。

男性应谨慎补肾。一旦出现性功能下降，应先找到具体原因再对症下药，切不可盲目补肾，以免对身体造成损害。

♥ 肾虚和心理密切相关

研究发现，中年男性虽然精力充沛但身心压力较大，为了应对高负荷的生活及工作，他们的身体需要付出比青年及老年人更多的能量。这个时候，一旦身体调理不当，就会出现各种的问题，肾虚就是其中之一。

男性步入中年后，肾脏功能逐渐减退，身体也开始走下坡路。很多人对肾脏及肾虚了解不全面，把"中年"与"肾虚""性功能障碍"画上等号，增加了心理负担并四处寻找"良药""秘方"，进行补肾。

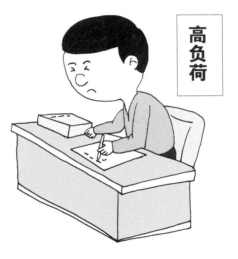

高负荷

事实上，很多男性并没有真正肾虚，只是心理作祟，将身体的疲劳反应误认为肾虚。更有不少肾虚患者，完全是因心理压力过大、身心无法充分休息所致。这类肾虚患者只要放松心情，适当休息，便会摆脱肾虚，恢复身体健康。

而且，因心理因素造成的肾虚，盲目补肾只会增加肾脏负担，加重肾虚症状。

研究发现，感情是最好的补肾良药。当夫妻感情和谐时，会使肾虚患者身心放松，肾功能及性能力自然会有所提升，夫妻生活质量提高。性能力得到肯定后，患者心情变好，自信心增强肾虚往往会不治而愈。

　　夫妻之间应经常进行感情交流，不可盲目信从广告，要相信自己能战胜一切疾病。另外，如果症状加重，应及时就医，以免用错药，错过最佳治疗时机。

二、心情好，肾才好

心情好才会身体好，吃嘛嘛香，牙口倍棒。这是我们日常生活中经常调侃的一句话，但很少有人知道，心情也影响着肾脏的健康情况。中医说："恐能伤肾。"也就是说，惊恐的不良情绪会影响肾脏的健康，那么，我们如何才能消除这些不良情绪呢？本节就为您奉上简单实用的好方法。

♥ 肾病患者压力大加重病情

肾脏出现异常，乃至患上肾炎、肾虚等病症时，常会出现心情郁闷、精神紧张等情绪，这十分不利于疾病的控制及治疗。而患了肾脏疾病，尤其是慢性肾炎，治疗过程会非常漫长，这使很多患者丧失对疾病的治疗信心，长时间处于不良情绪中还会引起其他疾病。

如经常心理压力过大，会使患者血压持续升高，加重肾脏负担，引发高血压等并发症。因此，肾病患者应学会调整自己的心理状态，保持心情愉悦，避免情绪失控，加重病情。

据了解，消极、不良的情绪可使机体精气失调，气血紊乱，很容易导致肾脏受损，引发肾病。已患有肾病的患者如果整日处于不良情绪之下，只会加重病情，延长治疗过程，对病情恢复十分不利。

❤ 不良情绪与肾脏健康

中医认为，恐能伤肾。其实，除恐惧情绪外，抑郁、焦虑等不良情绪也会增加肾脏器官负担，引发肾病。

很多人在得知自己患了肾病后，会产生各种各样的心理障碍，影响到情绪及治疗疾病的心态，使患者变得无法积极、自信地面对疾病。时间一长，就会出现抑郁、焦虑等不良情绪，还会引起饮食、睡眠等障碍。研究发现，当患者情绪过于激动时，机体的神经及内分泌系统便会处于一种兴奋状态，使血压骤然升高，对肾脏造成一定的损害。

对已患有肾脏疾病的患者，不良情绪会使病情加重，治疗效果也将大打折扣。肾病患者应了解不良情绪对肾病的影响，及时调整心态，树立治疗疾病的信心，战胜疾病。

❤ 肾病患者应放下思想包袱

肾脏疾病治疗时间较长，容易反复发作，使很多患者在一定程度上有了思想包袱，如精神不振、思想紧张、忧虑急躁等。这些都是人之常情，可以理解，但长时间受到不良情绪的影响，就会使病情恶化，给治疗带来不便。

肾功能不全的患者常会感到压抑，尤其是检查中发现自己的蛋白尿或血尿结果一直反复波动，无法控制时，更会忧心重重，整日生活在紧张的氛围中，怕自己的病情无法控制。殊不知，越揪心，情绪起伏越大，病情就越难好转。

　　还有一些心理素质较差、病情较严重的肾病患者常在治疗没有太大效果时，产生绝望悲观心理，认为自己的肾治不好了，对治疗彻底失去了信心，慢慢地，使机体免疫能力进一步下降，引发更多疾病。所以，肾病患者应及时调情志，使自己身心愉悦，积极配合治疗，这样才能使病情逐渐得到控制。

❤ 快乐是身体的"保护神"

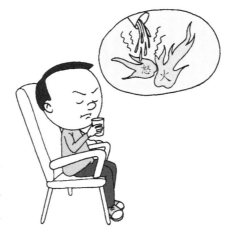

　　常言道：笑一笑，十年少。快乐的心情是身体的"保护神"，它可增强人的意志，使人们更加健康长寿。多笑笑对健康有益无害。特别是对肾病患者，笑时会使会阴穴和小腹部的肌肉收缩上提，使精气回归，使肾气增强，是一种很好的强肾运动。

　　研究发现，笑能充分扩张肾病患者的胸肌，使患者肺部运动加强，呼吸功能得到调整，增加患者体内激素的分泌及氧气的摄入量，使患者精力充沛、肾气增强。

　　另外，笑会促进肾病患者腹肌的收缩与舒张，起到按摩腹内器官的作用，促进消化，增进食欲，使身体新陈代谢功能增强，达到减轻肾脏压力的作用。笑还可使肾病患者血液循环增强、淋巴循环加快，使免疫功能有所增强。

❤ 受惊过度易引发肾病

受惊可导致恐惧，恐惧也常感到受惊，两者虽有区别，但有必然联系。当人们遇到突然、意外的刺激后，常常会受到惊吓，由心底生出短暂或较长的惧意。

有些人认为，受惊后感到恐惧是人之常情，不会对人体造成伤害。其实不然，如果受到的惊吓过大，恐惧过度，就会对机体造成一定的伤害。现实中，因惊恐而致死的事件也时有发生。中医认为，过恐伤肾。当人们过于恐惧时，会损耗肾气，使精气失调，极易发生大小便失禁、遗精、流产等意外。

日常生活中，人们应避免受到惊吓，也不要因有趣、好玩而做一些惊吓他人的举动。尤其是已患有肾病或患有高血压、冠心病的患者，更应避免产生恐惧情绪，以免发生意外。

惊恐过度易引发肾病，可若是已受到惊吓，恐惧过度，严重影响生活及健康时，又该怎么办呢？

有这样一个例子，一个男人，半夜赶路正走在一片坟地中，突然听到坟地里有跑步声，立时吓得昏倒在地。当他回到家后，情绪久久不能平复，只要听到脚步声，就会吓得站起来，并小便失禁。家人带其四处求医，都没任何效果。有一次，遇到一名老中医，老中医只使用了一个方法便将该男子的"吓病"治好了。

老中医让男人坐好，并盯着他的脚，然后老中医抬脚踏步，发出较响的脚步声。男人一听吓了一跳，刚想站起来却听老中医说："我只是在走路，你怕什么？"见男人逐渐平静后，慢慢加快走路的频率及声音，使男人慢慢克服恐惧心理，不再害怕听到走路声。老中医用的方法，其实是心理暗示法。暗示受到惊吓的男人，这只是一件很正常的事情，并没有什么可怕的。

❤ 如何呵护青春期男孩生殖健康

女性生殖健康已逐渐被人们重视，大街小巷，乃至公交车的数字电视上，都会看到一些女性卫生健康的广告。而男性生殖健康，却常常被人们所遗忘。

要想呵护男性生殖健康，应从小抓起。当男孩呱呱落地时，就应加倍重视，从心理上关心、引导他们，树立正确的生殖健康观念。12岁之前父母应对男孩的生殖健康充分了解，如有没有先天性异常疾病，需不需要进行包皮环切手术等。12岁左右时，男孩会有性别认识，如何让孩子以正确的心态度过这一过渡期，成为父母需要操心的事情。

当孩子进入青春期后，身体及心理越来越成熟，尤其是第二性征逐渐发育成熟，这些变化可能会使男孩产生一些焦躁、冲动等情绪。这时如何摆正心态，用健康的心理度过青春期，父母应把这些内容教导给孩子，让他们从小学会调整心态，正确认识自己的生殖系统。

❤ 心理作用导致小孩假肾病

曾有这样一则报道：一名6名的儿童持续出现尿急、尿频的肾病症状，一家人担心不已，带着孩子四处检查，最后却是虚惊一场。这到底是怎么一回事呢？

原来，在出现以上症状之前，这名儿童曾经得过感冒，照顾在一旁的亲人为了让孩子的病早点好，就经常对他说，要喝水、多小便。一周后病虽好了，但小孩的尿频现象却越来越明显，不到一小时就要小便一次。孩子的亲人以为是孩子服药引发了肾病，于是带小孩去看了中医，但不见好转。几天后又去看了西医，依然如故，弄得一家人寝食不安。后来他们找到了一位经验丰富的小儿科主任诊疗。该主任看了孩子的近期尿检化验单后，又仔细询问了发病的前后情况，笑呵呵的说："这是心理作用导致习惯性尿频。"

就这样，当孩子再出现尿频症状时，孩子的父母就会试着用其他东西转移孩子的注意力，逐渐延长孩子小便的间隔时间。就这样过一段时间后，孩子的症状就消失了。

看来，小孩因心理作用，很容易导致某种反常的习惯性行为。当有这种情况出现时，父母千万不要病急乱投医，盲目服药，造成不必要的精神压力和经济损失。

❤ 忍出来的好心情

肾病患者平时与人相处一定要融洽，凡事讲究一个"让"字，做到不气不恼，这对肾保健大有好处。

邻里关系的好坏，直接关系着肾病患者的健康。邻里关系和谐、融洽，与人相处善良正直、宽宏大量、遇事忍让、薄己厚人、不怕吃亏，这样的人才能在生活中左右逢源，减少烦恼。心情开阔了，疾病自然就远离了，从而也使肾脏功能增强了。

生活中遇见矛盾在所难免，这时肾病患者一定要做到有矛盾及时沟通，坦诚交换意见，尽量大事化小、小事化了。多一些忍让，少一些烦恼，好心情就是最大的福利，它可换来健康，使肾病患者与病魔做斗争处于良好的攻势。

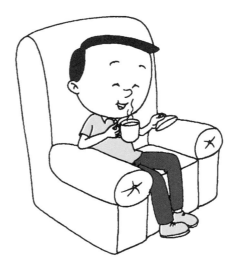

❤ 小儿肾病综合征心理护理

小儿肾病综合征是一种比较常见的肾脏疾病，除了进行治疗之外，还应注意患者的心理情况。小儿肾病综合征的患者往往存在很大的心理负担，心情沉重，不苟言笑。所以，我们在照顾小儿肾病综合征的患者时，在给予药物治疗的同时，还应该对其心理进行呵护。

小孩子正处在活泼好动的年龄，本来应该和同伴们在外玩耍，却因为生病而住进了白色的病房里，初次住院的经历，以及神情冷漠的医护人员，使他们心生寂寞，往往过于悲伤，变得不愿配合治疗。患者的这些不良情绪在很大程度上影响着疾病的治疗和预后。因此，我们应该给予小儿肾病综合征患者更多的关照，安慰他们，耐心地做好解释工作，告诉他，生病并不是件可怕的事情，要积极地配合医生的治疗，这样才能把病治好。

另外，因为肾病的治疗过程中可能需要忌口，这对爱吃爱玩的小孩子来说是件难以接受的事情。因此，在遇到这种情况时，父母应该把为什么要忌口，以及禁吃食物对病情的危害耐心地告诉孩子，切不可一味的训骂，以免孩子心情变差，影响治疗效果。

♥ 中老年男性的生殖健康与心理

当男人跨过40岁大坎时，便会进入更年期过渡时期，体力下降、性功能减退、新陈代谢逐渐缓慢。而男人又是极要面子的，很多时候，就算感到生殖系统出现了问题，也不愿去医院接受检查及治疗，往往将小病拖成大病，延误最佳治疗时机。

另外，老年男性的体质越来越弱，力气变小，记忆力下降，肾脏功能自然会下降。而很多中年男性在刚步入老年时期时，心理上很难接受这种转变，脾气变得暴躁，情绪波动较大，很容易加重肾脏负担，影响生殖健康。

♥ 糖尿病肾病患者更应调节好情绪

肾是人体重要的脏器之一，很多人可能在听到肝病、肺病时还比较容易接受，可一旦知道自己患的是肾病时，可能就会情绪失控，无法接受。在这些人看来，一得肾病，整个身体也就离垮不远了。

肾病本身就令患者心灵大受创伤，如果此时再告诉他们你是糖尿病肾病患者。这时，患者产生崩溃心理都是极有可能的。对于年纪较轻的患者，他们可能会感到悲观、失望，甚至厌世。正是大好年华，却患上需终身服药进行治疗的疾病，对他们来说，是一件极其痛苦的事情。

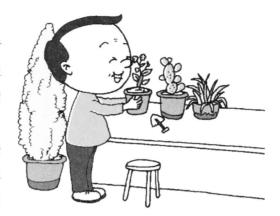

另外，有一些中老年患者会迫于家庭或金钱等方面的因素，使心理压力增大，认为自己拖累了家人，于是整日郁郁寡欢，产生较为复杂的不良情绪。尤其是女性中老年患者，又处于更年期这一特殊时期，情绪起伏会更大，十分不利于病情的控制。

针对这些情况，家人应多与患者进行交流、沟通，使患者从内心深处消除各种不良情绪。除沟通外，家人还应多带患者到户外进行休闲运动，使患者能接触到大自然及其他人群，愉悦身心，树立战胜疾病的信心。

一旦患上糖尿病并发肾病，患者会因对疾病的不全面认识而产生过度的恐惧心理，使肾病愈加严重。

糖尿病是一种需终身服药的终身性疾病，而肾病也是一种极难治疗，且会反复发作的疾病。糖尿病会加重对肾脏的损害，两种病叠加在一起，会使肾病越来越严重，最终可导致死亡。所以，患者学会控制自己的情绪，放下恐惧心理是最主要的，只有使心情畅快，才能积极面对疾病，控制病情。

另外，还有一些患者并不害怕死亡，却不愿接受治疗。或认为自己没病，或持有满不在乎的心理，认为自己的疾病反正治不好，得过且过，能活一天算一天。这些情绪往往会使病情恶化的速度加快，错过最佳治疗时机。其实，只要家人或医护人员多对患者进行心理疏导，详细讲解病理知识，使患者全面认识疾病，提高自我保护意识，增加治疗信心，控制病情并不难。

❤ 糖尿病肾病患者心理防护具体措施

糖尿病肾病患者如果能积极调节好自己的心理情绪，就能在一定程度上保持病情的稳定，病情反复发作的时间可能会延长，寿命也会比预计延长很多年。所以，糖尿病肾病患者在积极配合治疗的同时，也不能遗漏了对心理的防护。

亲人关注，消除悲观和失望情绪。悲观和失望的情绪一般多见于年龄不大的中青年患者，本是成家立业、事业小成的美好时光，却患上了这种将终身依赖外源胰岛素治疗的疾病，在得知没有根治的可能后，大多会对生活失去信心，产生悲观和失望心理。针对这类患者，亲朋好友应该首先站出来，用亲切、诚恳的话语取得患者的信任，并加以关心，介绍身边成功战胜病魔的事例，帮助患者消除这些不良情绪。

拒绝满不在乎的心理。有些患者当得知自己身患恶疾，无法治愈后，表现出满不在乎的心理。虽然这种心理在治病初期是一种好的现象，但时间一长，这种不注重治疗的心态，容易延误病情，耽误最佳的治疗时机。这种情况下，首先应该帮助患者正视自己的疾病，使其克服对疾病怀疑、拒绝承认及满不在乎的心态，以增强治疗的自信心。

厌世后抗拒治疗。上面我们说的是患者满不在乎而不配合治疗，这里，则是因为太过于在乎，而产生厌世心理。这类患者内心总想着，反正都治不好了，早晚都是死，还不如不治。患者对治疗已经产生了不信任感，认为自己肯定无药可医，对治疗表现得十分冷漠。面对这类患者，我们应该主动与他谈心，提供正面的治疗信息，让其恢复信息，积极地面对病情，并接受治疗。

❤ 消除老年人高血压肾病的心理隐患

老年人是高血压肾病的高发人群，也是心理上极容易出现问题的患者群。如何才能消除老年人患者在治疗疾病过程中的心理负担呢？

首先，我们应该耐心向患者解释病情，并积极进行降压治疗。如果控制不佳，应及时就医，密切关注肾功能的变化。

其次，要主动向老年人高血压肾病患者介绍该病的病因和注意事项，消除患者的紧张情绪，鼓励患者保持乐观的精神，勇敢面对自己的病情。

通过以上两点，多给老年患者一些关爱，使其对高血压肾病有一个具体的了解，相信老年患者能很快认真对待自己的病情，积极配合治疗的。

❤ 要特别注意女性肾病患者心理问题

肾病并不是男性的专利，女性患者也会得肾病，而且，存在的心理问题比男性还多。所以说，关爱女性肾病患者的心理问题，已经刻不容缓，健康的心理，对女性肾病的治疗有着很重要的作用。

女性隐匿性肾炎患者临床中医证候和表现比较少，与亚健康状态的临床表现基本相同，在得到及时治疗后是可以康复的。因此，这类患者的心理问题不大，只要注意睡眠，适当补充维生素，适当地进行体育运动，就能消除不良情绪。

女性肾病综合征患者多以年轻女性多见，以原发性肾小球肾炎所致的肾病综合征和狼疮性肾炎、糖尿病肾病、过敏性紫癜性肾炎等所致的肾病综合征多见。此类女性患者患病后对疾病的发展趋势不了解，从而产生严重的心理恐惧和焦躁感。面对这类患者，我们应鼓励她们去勇敢的面对，积极地治疗，使其树立战胜疾病的信心。同时可以用养血安神、疏肝解郁的中药或配合针灸治疗。

❤ 消除女性患者激素治疗时的不良心理

因为激素的副作用，女性肾病综合征患者在使用激素治疗常会担心自己的外貌和身材会受其影响，变丑、变形，还有些患者甚至担心长时间使用激素，会影响生育，因此心情抑郁，对病情十分不利。

另外，还有些女性患者在使用免疫抑制药时担心自己会脱发、出血性膀胱炎、骨髓抑制、闭经等，而拒绝使用以上药物进行肾病治疗。这时候，我们应首先打消其心理负担，向患者耐心解释为什么要使用激素和免疫抑制药治疗疾病，告诉她们，激素的副作用是暂时的，随着激素的减量，大多数患者都能恢复到以前的体型和容貌。

在打消了女性肾病患者的顾虑后，再向其讲解肾病的知识，让其了解一些肾病常识，认真看待自己的疾病，积极面对治疗。

❤ 肾病患者要树立治病信心

肾脏疾病属疑难病，病程长，治疗慢且难，患者需长期坚持服药，才能取得较好的治疗效果，并且还要预防疾病复发。很多患者正是因为无法承受长时间的治疗过程，放弃了治疗。

治疗肾病，贵在坚持。只有树立了治愈疾病的信心，坚持治疗，才能取得良好的治疗效果，将病情控制。有时面对反复发作的病情，很多患者会出现心情浮躁、精神紧张等不良情绪，殊不知，这些情绪正是使病情反复发作的主要因素。

还有一些患者治病无目的，一旦病情得到控制就自行停药，这样更容易使疾病复发，如此反复，可能会使原本较轻的病情逐渐加重，甚至变成不治之症。更有一些患者对治疗没有信心，想起来时吃点药，想不起来就任之发展，最终也使病情越来越重，延误最佳治疗时机。

患者应对治疗疾病有信心，积极治疗，情绪上不能大起大落，应保持愉悦心情，面对疾病调整好心态。

❤ 消除不良情绪的音乐疗法

音乐疗法是指运用音乐调节生理功能，治疗疾病的一种方法，包括单纯音乐疗法、音乐电疗法、音乐电针疗法。

单纯音乐疗法对肾脏疾病的康复有积极的意义，可选择患者喜爱的音乐或具有积极上进、艰苦奋斗、战胜困难意义的音乐，使患者在优美动听的音乐声中消除痛苦，增强克服困难，战胜疾病的信心。

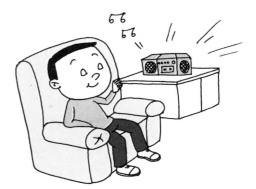

音乐电疗法、音乐电针疗法不适用于急性、急进行肾小球肾炎及急性衰竭患者。

音乐疗法中的每次治疗时间及声音大小，按病情和患者的承受能力所决定，但要按疗程坚持治疗，不能随意放弃治疗或更改时间，以免造成患者神经紊乱，出现不良反应。

音乐对人体的主要作用是调节生理功能，增强记忆力，改善注意力和患者的精神状态；镇静和镇痛作用，消除精神紧张，使人平静，十分适合消除肾病患者的不良情绪。

❤ 透析治疗中的心情问题

透析是一种使肾病患者体液内的有毒成分通过半透膜排出体外的治疗方法。常用于治疗终末期肾病患者，一般采用血液透析或腹膜透析的方法。终末期肾病患者每周约进行3次血流透析，以改善脏器损伤及机体代谢紊乱等情况。

需要注意的是，透析不能使肾脏疾病康复，它不具有修复肾脏的作用，只起到一个替代作用，保证肾功能不全者的正常人体代谢。

透析是一种带有创伤性的终身治疗，很多终末期肾病患者在治疗过程中会出现一些心理问题，如抑郁、焦虑等。还有一些男性终末期肾病患者在治疗过程中性欲下降，性功能减退，导致了阳痿、早泄等。这些症状令男性患者心理负担加重，不愿再接受透析治疗，更无法接受身边的人或医生谈论自己的病情。

表现为抑郁的患者在接受较长时间的透析治疗后，常会发生透析性脑病，发生语言障碍或记忆力减退，使病情加重，死亡率直线升高。接受透析的患者发生抑郁症，是一种普遍的心理反应。

终末期肾病患者常在接受透析治疗过程中，产生心理问题会使病情加重，引发透析并发症，加大肾病治疗难度。

患者的这些心理问题，除家人外，医护人员也应有责任心和同情心，不能冷冰冰地将患者交给透析仪器就算完成了工作。医护人员应多些爱心，经常与患者交流、沟通，并指导患者在日常生活中如何合理安排饮食及其他事项，告诉患者，怎么做才对病情有利。这些可能只会花费医护人员几分钟时间，但对患者来说却十分宝贵。

患者产生抑郁、焦虑等心理问题时，除了家人的忽视外，跟医护人员也有很大关系。对病情的叙述不准确；使用不当的方法使患者对透析并发症产生恐惧；没有心理治疗经验，忽视了患者的心理问题等。这些都使得患者的精神压力日益增大，增加肾病的治疗难度。

所以，医护人员应同患者保持良好的医患关系，对出现心理问题的患者进行支持性心理治疗，多与患者沟通，帮助其树立积极自信的心态。

❤ 五种消除肾病患者不良情绪的方法

一是精神胜利法。这是一种有益身心健康的心理防卫机制。在你的事业、爱情、婚姻不尽人意时，在你因经济上得不到合理的对待而伤感时，在你因生理缺陷遭到嘲笑而寡欢时……你不妨用阿Q精神调节一下你失衡的心理，营造一个祥和、豁达、坦然的心理氛围。

二是难得糊涂法。这是心理环境免遭侵蚀的保护膜。在一些非原则的问题上"糊涂"一下，无疑能提高心理承受能力，避免不必要的精神痛苦和心理困惑。

三是随遇而安法。这是心理防卫机制中一种心理的合理反应，能培养自己适应各种环境的能力。生老病死、天灾人祸都会不期而至，用随遇而安的心境去对待生活，你将拥有一片宁静清新的心灵天地。

四是幽默人生法。这是心理环境的"空调器"。当你受到挫折或处于尴尬紧张的境况时，可用幽默化解困境，维持心态平稳。幽默是人际关系的润滑剂，它能使沉重的心境变得豁达、开朗。

五是宣泄积郁法。宣泄是人的一种正常的心理和生理需要。你悲伤忧郁时不妨与异性朋友倾诉，也可以进行一项你所喜爱的运动，或在空旷的原野上大声喊叫，这样做既能呼吸新鲜的空气，又能宣泄内心的积郁。

❤ 肾病患者应让头脑冷静

保持冷静的头脑，对健康大有好处，特别是对肾脏患者而言，时刻保持头脑冷静有利于肾脏健康。

肾脏患者应做到头脑冷静，每晚睡觉时不要用被子蒙着头睡，以免因缺氧而影响健康，加重病情。肾病患者在休养方面应多做自我反省，使自己胸怀坦荡、心平气和、心静如水，这样自然就能保持头脑冷静，保健强肾。

保持头脑冷静，患者可采用散步、跑步、用热水泡脚、按摩涌泉穴等方法，促进血液循环，使血脉畅通，肾气充足，达到固肾暖足、心肾相交、祛病养肾之效。

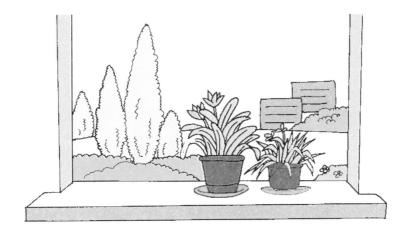

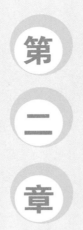

第二章

生活中的补肾养肾细节

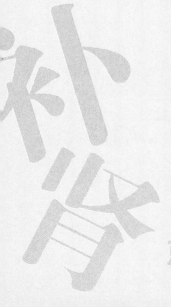

　　日常生活中的一些细节和肾虚、肾病的发生有很大的关系，如果不能注意到这些细节，那么我们只能任由自己的肾脏继续"受伤"下去。当然，如果能发现这些细节，并加以利用，反而能有补肾养肾的效果。那么，到底是哪些细节有这么神奇的作用呢？本章我们就一一解释说明。

就 这 么 轻 松

一、生活中的补肾法

　　如何利用良好的生活习惯养肾补肾？哪些不良习惯我们应该改善或摒弃？针对这些问题，本节我们将对日常生活中的各个细节逐一解说，让大家清楚地知道生活中哪些行为可以有，哪些行为应该尽量避免。

❤ 为什么会肾虚

　　肾虚包括肾阴虚、肾阳虚和肾气虚三种。

　　导致肾阴虚的原因为胃大出血、产后大出血、肺大出血等失血伤精状况，其表现症状为头晕目眩、耳鸣耳聋、失眠多梦、记忆力下降、腰膝酸软、牙齿松动等。肾阴虚男性多表现为遗精，女性多表现为经少或闭经。

　　导致肾阳虚的原因为先天性的阳虚、衰老引起的阳虚、各种疾病引发的阳虚、化疗引起的阳虚等状况，其表现症状为浑身乏力、性能力下降、身体畏寒、尿频尿急等。肾阳虚男性多表现为滑精早泄，女性多表现为宫寒不孕。

　　导致肾气虚的原因为人体的自然衰老，过度透支身体，糖尿病、结核等疾病引起的肾气虚，女性产后调理不当等状况，其表现症状为夜尿多、舌苔淡、易疲倦等。肾气虚男性多表现为滑精早泄，女性多表现为白带清稀等。

判断肾功能好坏，可以从肾阴、肾阳、肾气三方面入手。肾功能好的人精神好、睡眠好、身体无异常、脚步轻快；肾功能差的人易眼花、脱发。另外，从患者日常尿量的多少，也可判断肾功能的好坏。正常人的尿量在2000毫升左右，低于800毫升或高于2500毫升，都说明肾脏出了问题。

❤ 肾虚有哪些症状

肾脏会影响泌尿系统、生殖系统、呼吸系统等的正常运作，是人体健康的一个重要标志。

体弱是肾虚的一个症状，但并不是所有体弱的人都是肾虚患者。人体出现脾胃受损、肝血不足、肺气亏虚等症状时也会出现体弱的症状。体弱可以说是一种虚症，但并不等同于肾虚。

肾虚会出现怕冷的症状，但怕冷有表证、里证之分。表证即阳气被困在身体里面，不能到达身体表面，从而出现怕冷的症状。里证是指脏腑内出现的怕冷症状，有脾阳不足和肾阳不足之分。脾阳不足会出现腹部怕冷症状，伴随消化不良、腹部胀痛等；肾阳不足会导致腰膝怕冷，伴随夜尿频多等症状。因此，怕冷并不代表就是肾虚，也有可能是其他因素所致。

肾虚的临床症状有很多，在泌尿方面表现为尿频、尿等待、尿急等。

在病理状态下，如肾阴不足或肾阳亏虚、肾阴与肾阳动态失衡等，都会有尿频的情况发生。可以说，肾虚会导致尿频，但并不能说尿频就是患了肾虚。尿频是一种症状，但并不是疾病。尿频的原因很多，包括喝水过多、一些疾病的伴随症状、神经精神因素、体内有寄生虫、大病初愈体虚等。在注意饮食且精神状况良好的情况下，如果尿频症状一直没有改善，就应该及时就医检查，以免耽误治疗。

❤ 改善呼吸浅表从补肾做起

呼吸浅表是指人体的肾气虚，不能接纳肺气，运动量稍大，就会感到缺氧、气喘。呼吸虽然与肺紧密相连，但根源却是肾。肾气充足，才能接纳足够的空气，使人体自由呼吸。肾气不足，就会接纳无力，影响呼吸。因此，改善呼吸浅表的症状，应从补肾开始。

食疗是补肾的不错选择。患者可服用人参核桃仁糊补肾。将白参洗净烘干，研磨至粉末状，将核桃仁也研成粉末，将两者混合，并兑入白糖，搅拌均匀即可。用少量开水冲食，每日早晚各一次，效果更佳。

❤ 女性也肾虚

经常掉头发是女性肾虚的一种表现，记忆力下降也不是个好兆头，很可能是女性肾虚的表现。此外，女性肾虚患者的睡眠质量也不是很好，常常会有精神不足、情绪不定等现象发生。免疫力下降，经常出现尿频、尿急等现象，也是女性肾虚的表现。故有以上现象发生的女性肾虚患者应多加注意，及早就医。

女性肾虚多会表现在脸上，如黄褐斑、黑眼圈、口干舌燥等症状。如果肾气不足，肌肤得不到足够的滋养，就会出现蝴蝶斑、黑斑等不同于皮肤颜色的斑点。

肾阳是人体阳气的根本。若肾阳不足，就会出现肢寒畏冷的症状。因此，女性肾虚患者可在冬天过于寒冷时，食用羊肉、狗肉、当归等热性食物进补，抵御寒冷。

女性肾虚患者容易患骨质疏松症，对此，患者平时可多吃一些含钙的食物预防骨质疏松。当女性肾病患者出现腰痛症状时，可用针灸、按摩等方法帮助改善。

❤ 女性为什么会肾虚

年轻女性身体免疫力差，很容易导致肾虚。因为，身体免疫力差很容易使肾脏感染各种病毒细菌，引发肾虚。另外，女性的尿道比较宽、直，很容易感染膀胱炎、尿道炎等，这也是导致年轻女性肾虚的原因。

长期情绪不稳、心情不佳，很容易降低女性身体免疫力，从而伤肾。再加上工作压力大、饮食不当等多种因素，会使肾虚更有机可乘。

一部分年轻女性，动不动就买一些补肾的保健品服用，结果常常导致更严重的疾病发生。这种不经咨询专业医生就乱补的行为，往往会使人体内的平衡遭到破坏，导致肾虚。

❤ 年轻女性吸烟易致肾阴虚

年轻女性的工作生活压力很大，往往用吸烟的方法解乏。吸烟有害健康，这是众所周知的事。女性吸烟对其肾脏更是不利。

　　女性肾阴虚会出现口干舌燥、口舌生疮等症状。香烟属于燥热物质，吸入过多，就会使女性体内的阴气不足，耗损肾阴，从而导致肾阴虚。因此，常吸烟的年轻女性应戒烟，以免引发肾阴虚。

❤ 女性肾虚的不良影响

　　一些年轻的女性肾虚患者，会从心理上抵触肾虚病症，她们认为肾虚是男性的专利，是中老年妇女的常见病。因此，她们往往对自己的病症不予重视，久而久之，导致了更严重的后果。

　　一些患上肾虚的女性，其更年期会提前到来，这对年轻女性来说是个很难接受的现实。另外，肾虚会使一部分患者变胖，这对爱美的女性来说，也是个不小的打击。性冷淡也是年轻女性肾虚的表现，这不仅会影响女性的身体健康，同时也影响夫妻之间的性生活。

　　另外，肾虚的女性在穿衣时往往把自己裹得很严实，情绪也是反复无常。总之，肾虚会给女性生活带来很大的不便，应注意预防。

　　目前，越来越多的女性正在步入肾虚行列。

　　女性肾虚会降低身体造血功能，导致气血两亏，引发各种妇科疾病。妇科疾病即女性生殖系统疾病，它包括妇科炎症、不孕不育、乳腺疾病、内分泌失调、子宫疾病等。女性肾虚常表现为性冷淡、月经不调、不孕等。很多肾虚症状和妇科疾病症状相似，因此很容易令女性产生误解。

女性患上妇科疾病应及早治疗，如果查出是肾虚所致，就应先补肾，从根本上解决问题。

❤ 中年女性为什么容易肾虚

提及中年女性，就很容易让人联想起更年期，这是中年女性必经的一个时期。女性更年期是指卵巢功能由盛至衰的一个时期，包括绝经及其前后的一段时间。随着更年期的到来，中年女性的身体和心理都会出现很大的变化。

处于更年期的中年女性，其身体的各器官会慢慢衰老，其中，肾脏是最容易受影响的器官，它会导致肾脏负担加重，危害其健康。因此，更年期女性，大多数都会出现肾虚的症状，而且经常情绪不稳定、注意力不集中、敏感、健忘。中年女性肾虚患者，可采用多种疗法，如食疗、运动等方法。

❤ 女性怎么补肾

在讲述女性如何补肾之前，我们先了解一些中医对肾虚的看法。中医认为，肾虚是人体元气不足、身体功能减退所致。

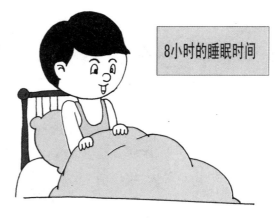

8小时的睡眠时间

女性在日常生活中，应注意补肾。女性肾虚患者有个好心情很重要，学会给自己减压，要学会调整自己的情绪，要保持一颗平常心。女性患者每天要保证8小时的睡眠时间，并且要保证质量。不仅如此，还要养成运动的好习惯，例如晨跑、散步、打太极等。此外，女性患者还要改掉不良的饮食习惯，蔬菜、水果、肉类、蛋、奶等应合理搭配食用，且不能在睡前饮水，否则会使身体水肿。另外，女性应注意保暖，不能总是美丽"冻"人。

❤ 男性肾虚的表现

肾虚主要表现为疲劳困乏、健忘、脱发、怕冷、耳鸣、盗汗等症状。如果出现肾虚症状，应及时就医，切不可乱用补药，以免对肾脏造成更大的损害。

不同年龄段的男性，肾虚的表现症状是不同的。而立之年的男性，工作压力大，容易出现脱发、疲劳困乏、健忘、免疫力下降等症状。45岁左右的男性，家庭的压力最大，容易出现白发增多、腰膝酸软、体弱多病、性功能力不从心等症状。花甲之年的男性，身体各项功能退化，常伴随失眠多梦、夜尿频繁、四肢无力等症状。

❤ 中年男性应谨慎补肾

男性往往比较热衷于补肾，女性则对其关注很少。认为女性不需要补肾是不对的。相比男性而言，女性更容易患肾虚，这时，女性患者可选山药、枸杞、何首乌等进行食补。

市场上的壮阳药酒，很受中年男士的青睐。他们认为补肾就是壮阳。其实，这个观点是片面的。中医补肾的涵盖面很广，生殖、泌尿、神经、骨骼、消化等系统都有所涉及，而壮阳只是为了提高性能力，改善生殖系统状况，所以不可将二者混为一谈。男性补肾，应注意戒烟酒。

一部分患者认为肾阴虚、肾阳虚都是肾虚。这种想法是错误的，这样不分清具体症状而盲目进补反而会加重肾脏负担。因此，补肾需要根据自身症状进行，切不可盲目。

中老年男性护肾，可从饮食和运动两方面着手。

饮食疗法。苦寒、冰凉食品易伤肾。男性食用过多豆制品会伤肾，因为豆制品大多性偏寒，含有大量植物蛋白，过多食用，会导致体内含氮废物增多，加重肾脏负担。另外，大豆中所含的大豆异黄酮，是一种植物雌性激素，可帮助中老年男性预防骨质疏松和前列腺疾病，但会影响青年男性的第二性征发育，导致精子质量下降，产生生育障碍。

运动疗法。适当运动可以提高免疫力，强肾健体。但运动量不宜过大，否则很容易拉伤肌肉，使肌肉里的肌红蛋白进入肾脏，对肾脏产生毒副作用。因此，男性在锻炼身体时，可采用慢跑、快步走、散步等运动量较小的方法。

♥ 出汗多与肾虚的关系

在谈论出汗问题之前，我们先来了解一下津液的概念。津液是人体正常水液的总称，包括胃液、肠液、唾液等各脏腑内在液体及分泌物，也包括尿、汗、泪等身体的代谢物。一些脏腑的病变，会导致津液生成不足或出汗过多，从而伤阴。

人体的汗腺很发达，出汗的原因也很多。天气热的时候，身体各部位都有可能出汗。人在精神高度紧张、兴奋、受刺激的时候，会有出汗的情况发生，主要分布在手掌、脚趾和腋窝部位。正常人在食用一些刺激性食物的时候也会出汗。人在运动的时候，也会出汗。另外，甲亢、肥胖症等也会有出汗的症状。因此，并非所有出汗情况都是肾虚所致。当然，肾虚患者的肾功能不全，会使体内津液不能有效地通过肾脏排出体外，此时，有可能通过汗腺来完成排除体内水分的过程，导致出汗。

总之，出汗过多有可能是肾虚引起的，也有可能是其他原因造成的。不能一出汗就盲目地认为患有肾虚。

❤ 有黑眼圈可能是肾虚了

黑眼圈是由经常熬夜、情绪不稳、眼部疲劳等引起的眼部皮肤红血球细胞供氧不足、静脉血管中堆积大量代谢物而导致的眼部黑色素堆积。肾虚的主要症状也包括黑眼圈，但二者并不等同。单纯的黑眼圈并不是病态的表现，形成黑眼圈的原因也很多，包括遗传因素、眼部皮肤老化、化妆品中色素的渗入、眼袋、过度用眼、熬夜等。一般的黑眼圈只要通过补充睡眠、保持心情愉悦就可去除。

当出现黑眼圈，并伴随头晕目眩、四肢酸软、耳鸣、怕冷等症状时，就可能是患了肾虚。此时，应及时就医治疗。

❤ 肾虚可导致人体静电过强

两种不同材质的物体接触后都会产生电荷的转移和积累，形成静电。人体的静电，主要是由衣物之间或是衣物与身体之间摩擦形成的。人体的静电可以干扰甚至改变体内的电位差，影响体内各器官的健康。静电太强，会导致人体内津液不足，出现肾虚症状。另外，人体静电太强，还会影响心脏的正常运作，导致心脏早搏、心率异常等症状的发生。

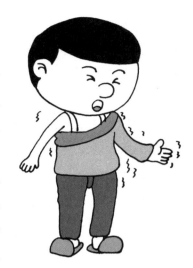

　　由上可知，静电会对身体造成一定伤害，因此，应及时避免静电的产生。肾虚患者应少穿化纤、羊绒衣物，远离化纤地毯，并在屋里摆放一些花草，保持室内温度正常，空气新鲜。长时间接触电脑或看电视的肾病患者，应该勤洗脸、洗手。肾虚患者多喝水，也可防静电。

❤ 脱发可能与肾虚有关

　　正常的脱发是指因新陈代谢而脱落的退行期和休止期的毛发，但会维持正常的头发数量。病理性脱发是指头发的异常脱落，其原因很多，包括肾虚、饮食不当、脏腑功能失调、内分泌失调、荷尔蒙分泌失调、长期接触电脑等。

　　肾虚会引起病理性脱发，主要是由于体质较差，导致病毒、细菌入侵，对毛母细胞造成损伤，抑制了毛母细胞的正常分裂，使毛囊处于休克状态而导致脱发情况的发生。病理性脱发的主要人群为身体虚弱的老人和小孩。老人脱发多表现为头发干枯、大量脱落，并伴随头晕眼花、耳鸣耳聋、四肢乏力、健忘等症状；小孩脱发多表现为头发细软稀少、生长缓慢等。这类由于肾虚而导致脱发的人群，应从根本出发，先治肾虚，只要肾健康了，脱发现象自然会消失。

另外，秋季，气温降低，头发的营养跟不上，头皮的毛细血管热胀冷缩，就会引发季节性脱发。多数脱发患者都会购买防治脱发药物。而这些药物的最大特点，就是都具有滋阴补肾的功效，这是有科学依据的。中医有"肾主骨，生髓，其华在发，发为血之余"的理论，说明头发的健康和肾有关。

但专家指出，人们不能盲目购买防治脱发的药物服用，因为这些药物会加重肾脏负担，也会使皮脂腺的分泌更加旺盛，从而加速脱发。最好的治疗脱发的方法是不盲目服用补肾药品，坚持科学合理的饮食，在医生的指导下治疗。

♥ 肾虚可导致白发早生

正常情况下，人在40岁后才会长白头发，这是因为随着年龄的增长，肾的精气逐渐衰减，白头发自然就会慢慢出现。这属自然现象，也不需治疗。但如果突然一段时间内头发变白，多是由于体内的气机紊乱造成的，这时针对病因采取治疗，往往白发能重新变黑。

现代医学认为，忧思过度、恐慌、惊吓和精神过度疲劳等状况都会使供应毛发营养的血管痉挛，使分泌黑色素的功能发生障碍，从而导致白发产生。比如在人们的生活当中常常遇到这种情况，当事业不顺、或家人去世、或遭遇大病等时，就会在短时间内长出许多白头发，甚至会短期内头发全部变白。这其实都是由于情志的影响造成的。

情志抑郁或者忧思过度，都会导致肝郁气滞，使气血运行失和，导致体虚，尤其是肾虚。

不过，对于这种情况，大家也不必担心，因为只要对症调理，白发是可以重新变黑的。

首先，保持精神乐观，避免过强的精神刺激，因为乐观豁达的情绪对于防止早生白发至关重要。其次，合理饮食与头发健康有密切关系。平时应多食新鲜蔬菜，饮食清淡而多样化。平时还可以吃些滋补食品，如核桃、芝麻、木耳等，有助毛发生长。在开始出现白发迹象时，还可吃些补肾的中药。

❤ 如何减轻肾虚腰痛的症状

很多人都知道腰痛是肾虚的一个临床表现。怎样做才能减少或避免肾虚所引起的腰痛呢？其实方法很简单，只要在日常生活中稍加注意即可。

肾虚患者可以学习一些腰部按摩的方法，进行自我按摩，同时配合做腰部运动。患者应勤洗热水澡，避免处于潮湿阴冷的环境中。如果出汗或被雨淋湿，应及时换衣擦洗，并饮用红糖姜汤帮助身体去寒。夏季，肾虚患者不应吃过多的冷饮，避免室外露宿，还应注意保暖。如果出现急性腰疼情况可用热毛巾敷或用一些中药辅助治疗。另外，患者应养成良好的饮食生活习惯，适当做散步、打太极等运动量较小的运动。

❤ 补肾妙法——热水泡脚

泡脚，不仅可以舒缓疲劳，还能促进血液循环，调整各脏腑功能。对肾病患者来说，泡脚是个养肝护肾的好方法。

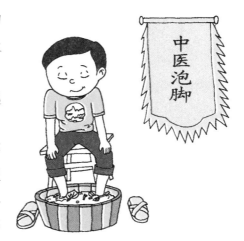

泡脚的水45℃左右即可，不宜太热。如果水温太高，会使双脚的血管扩张，使大量血液流向脚部，引起心、肾等脏腑的供血不足。泡脚15分钟即可，时间不宜过长。长时间泡脚，会使人体血液循环加快，影响各脏腑的正常运作。饭后不宜立刻泡脚。饭后人体的大量血液会流向消化道，此时泡脚就会使血液流至脚部，影响胃部的消化吸收。晚上8点左右，是肾经气血最弱的时候，此时是泡脚的最佳时间，再加以按摩，对肾脏可起到很好的保健作用。

二、生活中如何治疗肾病

肾虚是在日常生活中逐渐形成的，而长期肾虚很可能就会导致肾病的发生。当不小心患上了肾病，我们该怎么办？在本节中，我们就来一起了解下常见的肾病，以及这些疾病的日常护理方法。

♥ 了解肾脏的作用

众所周知，肾脏具有维持体内水、电解质和酸碱平衡，排出代谢产物及有毒物质，生成尿液的作用。此外，肾脏还有其他一些作用。

首先，肾脏能分泌红细胞生成素，帮助骨髓造血。如果肾功能不全，就会减少红细胞生成素的产生，出现贫血症状。肾脏能生成活性维生素D，调节体内的钙、磷代谢，维持骨骼的正常功能。

其次，肾脏具有降解激素、灭活激素的作用，如胰岛素、甲状旁腺激素、降钙素等都可在肾脏内进行细胞分解。如果肾功能不全，就会出现代谢紊乱现象。肾脏可以分泌肾素、血管紧张素、前列腺素等血管活性物质，帮助调节血压，如果这些活性物质失调，就会导致血压升高，危害人体健康。

❤ 肾病的高危人群有哪些

肾病高危人群即患有糖尿病、高血压等容易引起肾脏疾病的人群。这类人群应时刻注意自身的病情发展，积极配合医生进行治疗。

肾病高危人群应坚持药物治疗，但不可盲目用药，必须在医生的指导下进行治疗，即使是服用对病情有益的保健品，也应在医生的许可下进行。

肾病高危人群应积极控制自身的危险因素，如高血压、高尿酸、肥胖、高血脂等，应注意观察自身血糖、血压、血尿酸等指标，把它们控制在正常范围内。还应定期进行尿常规、白蛋白、肾功能等的检查，密切注意肾脏状况。另外，肾病高危人群应坚持食用低盐、低嘌呤、低脂肪、低糖的食物，以防身体各项指标升高。

❤ 感冒易使肾病加重

感冒能导致肾病反复发作或加重，而肾病也会导致身体抵抗力下降，使人容易感冒。因此，做好预防感冒的工作，对护肾大有好处。

肾病患者应避免过度劳累，保证睡眠质量，保持身心愉悦，注意自身病情的变化。如果气温降低，应及时添衣，出现扁桃体发炎、咽炎等类似感冒的症状时，应及时就医，切不可乱吃药，以免损害肾脏。同时，肾病患者要说明自己的情况，否则医生在不知情的情况下可能会开对肾脏不利的感冒药。

感冒初愈后出现血尿、水肿、头痛、恶心、疲乏等症状，可能是肾炎来袭。肾炎有一定的潜伏期，常在感冒之后发病。

❤ 性生活频繁易致肾炎

为什么性交后阴部隐痛或者不适？相关专家研究后发现，性生活过于频繁，很容易导致肾脏感染，继而引发肾炎。

据调查，性生活频繁可能引起女性的肾脏感染。肾脏感染是一种很常见的疾病，过去，人们对她们患病的原因不是很了解，而最新研究发现，性生活过度与肾脏感染之间有直接的关系。例如，频繁性交是肾脏感染最常见的致病因素。

每周性生活超过3次的人较容易发生肾脏感染。一般说来，每周达4到5次，或每次性生活时间太长，都算在"过度"之列。过度性生活造成细菌侵入尿道甚至上行到膀胱，导致大部分女性尿路感染。

另外，其他不当的性生活习惯，如经常更换性伴侣及使用杀精子避孕药等也容易得尿路感染，威胁肾脏健康。

❤ 这些习惯最伤肾

乱服药、过量服药。长期服用或大剂量服用一些消炎镇痛药物，容易引起肾损害。有的直接会引起急性肾炎或肾小球坏死等肾病综合征，重者会导致肾衰竭而死亡。另外，中药也不是百分之百可靠，有些中药服用过量，也可引起肾功能损害。比如，生草乌、青木香、罂粟壳、苍耳子等。

饮食无规律。现代人饮食越来越没有规律了，今天想吃了就大吃一顿，明天想减肥了就开始节食。孰不知，过量摄入的食物最终都会产生废物——尿酸及尿素氮等。这些废物大多经过肾脏排出，饮食无度无疑会增加肾脏的负担。

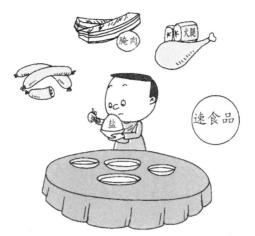

　　喝水少，饮酒又饮茶。长时间不喝水，尿量就会减少，尿液中携带的废物和毒素的浓度就会增加，很容易形成肾结石和肾积水等。要知道多喝水可稀释尿液，保护肾脏，有利于帮助肾脏排出身体里的废物和毒素。另外，很多人认为酒后喝浓茶能解酒，其实并非如此。酒后喝浓茶不但不能解酒，还会伤及肾脏。原来，茶叶中的茶碱有利尿作用，此时酒精尚未来得及再分解便从肾脏排出，使肾脏受到大量乙醇的刺激，从而损伤肾功能。

❤ 什么是"单肾人"

　　"单肾人"是指经过手术，切除一侧肾脏的人。这类患者肾脏的压力会增大，但不同的患者，情况也会有所不同。这就需要患者在日常生活中注意自身状况，减少肾脏压力。

　　单肾患者如果需要输血，应采取多次少量输入新鲜血液的方法。如果存留的肾脏功能严重受损，则可采用肾移植或血液透析的方法治疗。患者如果需要使用抗生素类药物，使用前必须做药物过敏试验，应使用肾毒性低或无肾毒性的药物。肾功能不全的患者，应注意用药剂量及时间，还应重视对高血压、糖尿病等并发症的防治，以减小肾脏负担。

❤ 健康人群的护肾法

目前，患肾病的人越来越多，为避免肾病侵袭，健康人群也应在日常生活中注意预防。

平衡膳食，均衡营养。食物以清淡为主，少食多盐、油腻、辛辣、刺激性食物，多吃养肾的蔬菜和水果，蛋白质、糖等的摄入应适量，每天应补充足够的水分。

戒烟，饮酒应适量，避免憋尿，定期做尿常规和肾功能检查。

如果患有感冒、扁桃体发炎、咽喉炎等病症应及时治疗，以免引发肾病。切勿滥用药物，包括保健类药物。

坚持体育锻炼，增强免疫力，控制体重。

始终保持平和的心态，乐观处事，与人为善。

❤ 儿童虫牙小心肾病

牙齿是人体中最坚硬的骨骼，具有支持面部、咀嚼食物、促进消化的作用。牙齿是否坚硬，主要是看营养如何。而营养是由肾的精气所提供的。因此可以说，牙齿与肾脏息息相关。

儿童出现肾虚症状时，牙齿的抵抗力会下降，此时就使一些病毒细菌有机可乘，侵蚀牙齿，从而形成虫牙。另外，牙齿的好坏也与脾胃健康有关。如果上牙龈萎缩，说明脾气不足；如果下牙龈萎缩，说明胃阴气不足。因此，小孩儿牙齿出现问题时，一方面要及时就医，另一方要注意对脾胃和肾脏进行调理。

♥ 疖子与肾病

疖子是一种皮肤疾病，主要是因微生物细菌侵入皮肤表层，而出现的局部皮肤瘙痒、红肿、热痛等症。如果病菌由皮下组织渗入血管内，就会随血液循环至肾脏，引发肾脏疾病。这类患者常伴有精神疲惫、四肢乏力、便频、眼睑肿痛等症状，应及时就医。

疖子的发病原因很多，可能是因新陈代谢废物增多、皮脂腺分泌旺盛堵塞毛孔、金黄色葡萄球菌侵入所致，也可能是身体抵抗力下降，导致感染了细菌，还有可能是因血糖升高，影响了白细胞的杀菌能力而感染细菌所致。

为了预防疖子引发肾病，有疖子的患者平时应注意少食辛辣、刺激性、易过敏的食物，多食海带、冬瓜等清火解毒的食物，多喝水。另外，身上有疖子者应保持个人卫生清洁，洗澡时切勿把皮肤搓得通红，常穿透气性好且吸汗的棉质衣服。

♥ 什么是肾病二级预防

肾病的二级预防是指已有肾病的患者，应积极配合医生治疗，竭尽所能恢复受损肾脏。鉴于这类患者的特殊性，应采取特殊的防御措施。

患者必须坚持治疗，有不懂的问题应立即向医生咨询。有些患者在病情相对稳定时，就不再坚持治疗或用药了。这种做法是不对的，病情平稳并不意味着痊愈，若不坚持治疗，很可能导致更严重的后果。肾病的并发症很多，患者必须从多方面注意，否则可能出现"捡了芝麻，丢了西瓜"

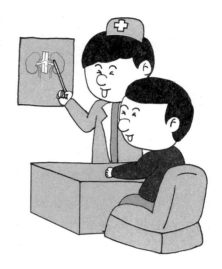

的情况。肾病患者应该定期体检，随时掌握肾脏的情况，更好地配合医生治疗，提早预防能加重病情的危险因素的出现，如高血压、高血脂、脱水、心衰、肝衰、糖尿病等。

❤ 肾病患者宜喝温开水

水在人体里起着传送、运输载体的作用，无论是营养物质还是废弃物，都需要水这个载体运输。肾病患者喝水也是一门学问，不同的人，对水的需求量是不同的。通常，人体每天对水的需求量为2000毫升左右。喝水量跟人体的活动量、环境、天气等都有关，天气热，人体所需的水分就会增加，但肾衰竭病人不应喝过多的水，以免增加肾脏负担，加重病情。

肾病患者要养成常喝水的习惯，最好喝温开水，因为它很容易被人体吸收。纯净水、矿泉水等，不能作为肾病患者的主要饮用水。

肾病患者可以根据尿液的颜色来判断身体是否缺水。人的尿液一般为淡黄色，如果颜色太浅，就说明喝水过多，如果太深，就说明缺水，需要补充水分。

❤ 冠心病与慢性肾病

冠心病，全称冠状动脉性心脏病，指因冠状动脉狭窄、供血不足而引起的心脏功能障碍或病变。慢性肾病所出现的高血压、高血脂、糖尿病等症状，都是加重冠心病的危险因素。慢性肾病还会使体内炎症标记物升高、钙磷代谢异常、脂肪代谢紊乱等，影响血管重构，促进动脉粥样硬化形成。

糖尿病患者在治疗过程中，往往会出现慢性肾功能减退症状，出现微量白蛋白尿。白蛋白尿的形成，会使糖尿病患者患冠心病、高血压等病的概率增加。研究表明，糖尿病伴随冠心病等病症的患者，其死亡率比普通糖尿病患者高1倍。

另外，慢性肾病患者并发心肌病的概率很高。慢性肾病患者的高血压和动脉硬化，会使左心室向心性肥厚，贫血、液体负荷等也会增加心脏负荷，导致左心室扩张。

❤ 肾脏的隐形杀手——高血脂

高血脂是一种常见的疾病，它不仅能损害肾病患者的肾脏，还会对正常人的肾脏造成伤害。患高血脂的最重要原因，就是食入了过多高脂肪食物。

研究表明，食用过多高脂肪食物会导致血脂升高、尿蛋白量增加、血清总胆固醇增高、低密度脂蛋白胆固醇增高等，损伤肾脏。如果继续食用高脂肪食物，会导致体内一氧化氮的排泄量增加。一氧化氮与肾脏中的超氧离子反应，会生成过氧化亚硝酸盐。亚硝酸盐是一种有毒物质，对肾细胞具有毒害作用。另外，一氧化氮的增加，会使一氧化氮合成酶增加，导致肾小球硬化及肾小管间质受损。

❤ 血压与肾脏的关系

血压是指大动脉血压，通俗讲就是指大动脉内的血液对血管壁造成的压力。血压是保持心脑组织、冠动脉和肾小球等正常运作的重要因素。血压升高是指大动脉的收缩压或舒张压在静息状态下出现的短暂升高，对心脏、脑、肾、视网膜等器官的正常运作有一定的影响。因此，经常性的血压升高会损害肾脏。

压力大是导致血压升高的一个重要原因，失眠是压力大的一个常见症状。出现这种症状的人群多为年轻人和中年男性。这部分人往往工作生活压力大，晚上身体一放松就出现了失眠的症状。长此以往，不仅对肾脏不利，也会影响整个身体的健康。

血压升高损害肾脏的问题，最好的解决方法是放松心情，减少加班熬夜，经常对血压进行测量，出现严重症状应及时就医。

❤ 什么是肾衰竭

肾衰竭可分为急性肾衰竭和慢性肾衰竭。急性肾衰竭的病情进展快速，通常是因肾脏血流供应不足（如外伤或烧伤）、肾脏因某种因素阻塞造成功能受损或是受到毒物的伤害，引起急性肾衰竭的产生。而慢性肾衰竭主要原因为长期的肾脏病变，随着时间及疾病的进行，肾脏的功能逐渐下降，造成肾衰竭的发生。

肾在人体具有藏精、主水的作用，可谓是生命之本，而当肾衰竭出现后，人们的健康受到了极大的危害，因为，肾衰竭导致肾脏不能正常工作，无法将体内的毒素排出体外，久而久之人就会出现中毒现象，从而威胁了患者的生命。

❤ 过度肥胖易致肾癌

研究表明，维持正常的体重可降低患肾癌的风险。肥胖症患者患肾癌的概率比一般人高两倍。并发肥胖症的肾病患者发展成肾癌的概率也比一般肾病患者高两倍。

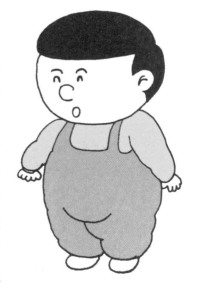

肥胖者体内的荷尔蒙浓度升高，会增加患肾癌的概率；肥胖者的肾脏会被脂肪层层包裹，部分脂肪会渗透到肾实质中，导致肾脏组织局部性缺氧损伤；肥胖者经常伴有高血压、高血脂、糖尿病等疾病，这些并发症会导致肾脏血流动力学的改变，加重肾脏负担，也增加了发展成癌症的概率；肥胖会使一些流过肾脏的液体被肾脏过滤，产生致癌物。

♥ 了解急性肾盂肾炎

急性肾盂肾炎是指因肾盂黏膜和肾实质受细菌感染而引发的急性感染病，最常见的是大肠埃希菌导致的肾部感染，也有葡萄球菌、粪链球菌、变形杆菌等导致的肾部感染。细菌一般都是通过血液、尿道、膀胱、输尿管周围的淋巴管等侵入肾脏的，如果并发膀胱炎就会出现血尿、尿频、尿急、尿痛等症状。急性肾盂肾炎的常见症状为头痛发热、怕冷、厌食恶心、腹胀等。

急性肾盂肾炎患者学习一些家庭应急治疗措施是很有必要的。患者应多卧床休息，多喝水，每天尿量应保持在1500毫升~2000毫升。患者如果出现高热症状，可采取物理降温的方法治疗，也可服用少量退烧药。患者如果排尿有困难或是出现尿痛，可适当服用阿托品等药品。

急性肾炎患者可根据自身的水肿情况，判断是否需要卧床休息。患者水肿仅限面部和脚踝处时，为轻度水肿，不需卧床休息。水肿扩展到身体其他部位，为中度水肿。水肿蔓延全身、出现腹水，则为重度水肿。中度及重度水肿者应卧床休息。

家属需要观察患者是否有头痛、呕吐等症状，若出现此类症状，说明患者可能是血压高，应及时测量血压。如果患者出现咳嗽、心慌气短等症状，说明患者肺部感染或有淤血，也可能是心力衰竭。此时，应及时就医。家属还应每天观察患者的尿量变化，如果有血尿症状，应及时向医生咨询。患者在饮食方面，应以低盐、高纤维、低糖食物为主，且应适量饮水。

另外，患者应定期去医院体检，以防其他疾病趁虚而入。患者用药需遵医嘱，在病情没有稳定前，不可有过大的运动量。

❤ 慢性肾炎治好后再结婚

慢性肾炎患者只有在临床治愈后才可结婚，一般病情痊愈分两种情况，即临床治愈和完全治愈。临床治愈指表面症状消失。对慢性肾炎患者来说，临床治愈就是指肾功能恢复正常，尿液中红细胞、白细胞、尿蛋白等恢复正常，停药后两年内没有复发。如果慢性肾炎患者在病情不稳或是刚刚稳定时结婚，就容易使病情加重，耽误治疗。如果是女性患者，怀孕后有可能产生妊娠中毒症，会使病情变得复杂，也会影响胎儿的健康。

❤ 女性肾脏出现问题时的主要表现

如果女性朋友发现自己小便有泡沫、水肿、四肢无力，可能就是肾脏有问题了。另外，女性肾不好，还有以下这些表现：

怕冷。四肢手足冰冷，甚至冷至肘、膝关节。往往伴随腰膝酸痛、神疲倦卧、少气懒言、口淡不渴等肾虚病症。

哮喘。因肾虚不能纳气，就会引起喘息气短，呼多吸少，使你感到难以畅快呼吸。

腰痛。腰痛根本在于肾虚，可分为内伤和劳损。内伤肾虚一般指先天不足、久病体虚或疲劳过度所致。轻者难以弯腰或直立，重者出现足跟疼痛、腰部乏力等症;劳损指体力负担过重，或长期从事同一固定姿势的工作，久之会损伤肾气，导致肾精不足。

便秘。虽然大便秘结属于大肠的传导功能失常，但其根源是因肾虚所致，因为肾开窍于二阴，主二便，大便的传导须通过肾气的激发和滋养才能正常发挥作用。

头晕耳鸣。很多人经历过头晕的感觉，那种眼睛发花、天旋地转、恶心呕吐的滋味并不好受。造成头晕耳鸣的原因多与肝肾相关。中医上讲"肾藏精生髓，髓聚而为脑"，所以肾虚可致使髓海不足，脑失所养，出现头晕、耳鸣。

肾作为人体重要的脏器之一滋养和温煦着其他脏腑，若其他器官久病不愈，就容易伤及肾脏。许多慢性病如慢性肝炎、冠心病、支气管哮喘、高血压等病人，往往伴随有肾虚症状。

❤ 女性易患肾下垂

肾下垂是指肾脏随呼吸所移动的位置超过正常活动范围。正常肾脏的活动范围为0~3厘米。肾下垂患者，大部分为女性，其中主要是瘦高的女性、身体虚弱和不运动的女性。

肾下垂的原因有先天因素和后天因素。先天因素为肾窝浅且下部宽大，呈圆锥或漏斗状。后天因素最常见的是腹肌无力。肾下垂的患者，有的不会出现明显症状，有的会在消化系统、泌尿系统、神经系统等方面出现症状。

女性在日常生活中应预防肾下垂，以免对身体造成伤害，在饮食方面，应注意饮食质量，多吃糖类和脂肪类食物。另外，适当运动也可预防肾下垂，但要避免长时间站立、剧烈运动、超负荷体力劳动等。女性应该避免气管炎的发生，长期咳嗽也会引发肾下垂。

❤ 女性肾炎患者应谨慎怀孕

　　生育宝宝，是每个女性都会经历的事。但肾炎患者，需依病情来决定是否可以怀孕，病情严重的女性怀孕后会加重肾脏负担，出现四肢无力、精神萎靡、头晕目眩等症状，严重者可能引发尿毒症、妊娠高血压综合征和慢性肾衰竭等。病情严重的女性怀孕后对胎儿也有不同程度的影响，会造成胎儿供血不足，严重者会造成宫内发育迟缓、死胎等不良后果。

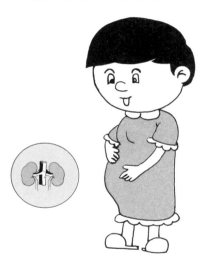

　　慢性肾炎并伴有高血压的女性，不应怀孕，这类患者怀孕早产、死胎的概率很高。慢性肾炎肾功能没有完全恢复正常，尿蛋白量增多的患者，不应怀孕。慢性肾炎肾功能基本正常，尿蛋白含量少，且病情已经稳定的患者，可以怀孕，但应注意休息，注意饮食营养。如果女性被确诊为慢性肾炎，一次生育后应做绝育手术，因为，每次怀孕都会加重患者的病情，减少寿命。

❤ 女性肾病患者应谨慎避孕

　　肾病或胆囊病患者，不宜服用短期避孕药。这类药物需要在肝脏内解毒和代谢，最终经肾脏排出体外，这会使肾的解毒代谢能力下降，使药物在体内堆积，加重肾脏负担，甚至出现一系列中毒反应。

女性肾病患者不宜用放置宫内节育器的方法避孕。肾病患者的免疫力、抵抗力低下，容易感染各类病毒细菌，如果再放置宫内节育器，就更容易感染病毒。

最适合女性肾病患者的避孕方式是使用避孕套、阴道隔膜、外用避孕膜等。这些避孕方式，不会对肾脏造成影响，也不会把细菌病毒带入体内。

❤ 孕妇易患肾积水

俗话说："肾为先天之本。"对女性来说，作为新陈代谢上重要的一环，肾出了问题可非同小可。

肾担当着处理人体"废水"的作用，却没有储藏这些"废水"的功能，代谢产生的水分本来是要经过膀胱排出体外的，当它在肾里就囤积了起来，毛病就来了。

尿液从肾盂排出来，受到了阻碍，肾最终导致肾脏积水、扩张，肾变薄、肾功能减退，如果双侧都出现了梗阻，有可能会出现尿毒症等严重后果。泌尿系统及其邻近各种病变引起尿路梗阻，最终都可能造成肾积水。

肾积水发生后，最常见的症状就是腰部酸痛。急性肾积水疼痛非常明显，而慢性肾积水表现为钝痛。其次，就是面部包括眼皮的水肿。

而孕妇怀孕期间胎儿的压迫是女性肾积水的常见原因。当胎儿在孕妇体内时，就不可避免地会压迫到女性的肾脏。

正常妊娠期间常有轻度肾、输尿管积水，常常发生在右侧，这种肾积水是一种生理状态，分娩后消失。不过，怀孕期间的肾积水严重的话，也会影响到孕妇的肾功能，所以也要多加注意，应当避免长时间仰卧。

❤ 肾病患者过性生活应适度

一般来说，肾病患者是可以过性生活的，但应适时适度。未婚的肾病患者，应等病情稳定后再结婚，以免因婚后性生活而加重对肾脏的伤害。

肾病患者病情不稳定，或处于急性肾病阶段，应避免过性生活。慢性肾炎处于康复期且病情稳定的患者，可适当过性生活。肾病病情比较严重的患者，性生活应节制。如果处于稳定期，或病情较轻，可以过性生活，只需适当减少次数即可。肾炎患者过性生活时，需注意自身及配偶的清洁卫生，以防泌尿系统受到感染而加重病情。

❤ 贫血与慢性肾脏病

贫血是慢性肾病的一种表现症状，引发贫血的因素有很多种。肾功能不全引起的代谢物滞留会影响骨髓造血的环境，产生贫血症状；慢性肾病会引发一些出血性疾病，导致身体血液流失；肾病会导致体内的促红细胞生成素减少；肾功能不全引发的消化系统疾病，会影响人体对铁、叶酸、维生素B_{12}等的吸收，产生营养不良性贫血。慢性肾病合并贫血的患者，不仅会出现头晕乏力等症状，还会并发一系列心血管疾病，使病情更复杂难治。

慢性肾病合并贫血患者应从病因着手，积极配合医生治疗，其治疗方法不同于单纯的贫血。这类患者，应合理使用刺激红细胞生成的药物，应补充身体所需的铁、叶酸和维生素B_{12}等。

❤ 肾炎可能是过度疲劳惹的祸

肾炎的潜伏期比较长，60%左右的肾炎患者发病是长期过度劳累所致。长期过度劳累，会导致身体抵抗力和免疫力下降，损害肾脏。有些慢性肾炎患者对平时身体出现的腰酸背痛、血压升高、头晕等情况，不予重视，殊不知，他们很可能已经患了肾炎。

肾炎患者要合理安排自己的作息时间，要注意劳逸结合。其中"劳"，不仅指体力劳动，也包括脑力劳动。也就是说，无论是身体还是大脑都不可过度劳累。另外，肾炎患者应适当减少性生活。肾炎较轻的患者，可较之正常人适当减少性生活，严重的患者，应尽量节制性生活，并注意个人清洁卫生。

❤ 如何护理肾病患者

肾病患者的家属可向医生学习一些简单的护理方法，以便更好地照顾患者。

照顾肾病患者，细心是很重要的。家属应每天观察患者尿液的颜色、尿量变化，尿的正常颜色为淡啤酒色，一整天的尿量应为1500~2000毫升。肾病患者应每周检查尿液情况，如果出现异常应及时向医生咨询，以免加重病情。家属应了解患者的血压情况，定时测量血压，还应观察患者有没有贫血症状，如果出现头晕、耳鸣、腹胀、恶心等情况，应及时咨询医生。肾病患者大都会出现水肿症状，因此每周应测量一次体重。血液透析患者、腹膜透析患者，需每日测量体重。另外，家属应根据患者的病情，记录患者24小时的饮水情况。

❤ 肾炎患者谨慎出游

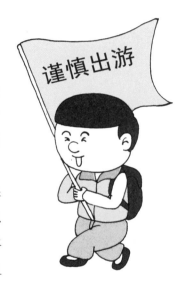

急性肾炎患者如果要出门旅游，应慎重，应根据自身的病情决定是否出游。特别是急性肾炎患者处于身体恢复阶段时，不宜出游，等到身体完全康复后才能出游。

慢性肾炎患者，如果肾功能基本正常，病情在近半年内都比较稳定，精神体力也比较好，且没有其他并发症，可以选择短途旅游，但应选择舒适的交通工具。慢性肾炎患者，在肾透析期间或肾功能不正常且病情反复发作时，应避免出游。

需要注意的是，肾移植患者出游，应视肾功能的恢复情况而定。如果出游，应注意多休息，不可过量运动。

❤ 孩子喝水过多，警惕小儿慢性肾衰竭

生活中当孩子有饮水过多的情况出现，并且身体伴有肿胀，无力等症状的发生时，父母就要重视起来了，这可能是

小儿慢性肾衰竭的前兆。

父母如果发现孩子异常过多饮水，应及时带孩子去医院进行尿检和B超检查，查明多饮水的原因，排除小儿慢性肾衰的可能性。因为，如果孩子患上了小儿慢性肾衰，过多的饮水会加重肾脏的负担，加重病情。

因为饮水过多，只是小儿慢性肾衰的一种表现，在确诊前，父母还应仔细观察孩子其他方面的情况。比如，是否出现水肿、尿量是否正常。一旦发现异常，应及时就医治疗。

❤ 如何护理儿童肾病患者

儿童是肾病综合征的易感染人群，其中男孩患病概率高于女孩，家长和医护人员应对患儿做全方位护理。

家长要注意孩子的睡眠时间和质量，应让患儿养成午睡的习惯。天气骤变时，应注意增减衣服。如果患儿周围出现感冒、乙肝等疾病患者，应及时隔离患儿，以免交叉感染。患儿在病情稳定以后，不宜立即停药。患儿服药后往往会导致尿量增加，应及时提醒患儿上厕所。患儿的饮食很重要，每餐都应营养均衡。患儿体内大量蛋白质会随小便排出体外，所以应及时补足患儿体内所缺的蛋白质。家长应限制患儿对盐的摄入量，每天应少于2克。另外，患儿的免疫力会因病情而下降，家长应该让患儿适当运动，提高免疫力。

❤ 年轻男性也会患肾炎

青年男性是社会发展的主力军，同时也是患肾炎的高危人群。男性经常需要应酬，难免吸烟喝酒。烟中含有大量的有害物质，如果进入人体，会遍布整个脏腑，严重影响肾脏的正常运作。酒精进入人体会增加肾脏的排毒负担。这二者的双重压力，会使肾脏的负担更大。另外，青年男性在忙的时候，往往顾不上上厕所，这是个很不好的习惯。经常憋尿，会引发尿路感染、膀胱炎等，损伤肾脏。

鉴于以上这些危害，青年男性平时应多注意观察身体是否有异常状况，若有类似肾炎的症状发生，应及时就医。

❤ 老人血尿应防肾癌

一般来说，60岁左右的老人是肾癌的高发人群，其中血尿老人更容易患肾癌。血尿是指尿液中的红细胞、离心尿红细胞、12小时尿细胞计数等严重超标，引发的泌尿系统疾病，是肾癌的征兆。患血尿的老人，常认为血尿、疼痛等是衰老的表现而不予重视，殊不知这就为肾癌埋下了隐患。

老年血尿患者，应预防肾癌，及时做肾功能检查。另外，患血尿的老人应注意日常饮食，少吃高糖、高盐食物及动物内脏、生猛海鲜等，每日需适量饮水。

❤ 什么是肾痛

肾痛是指腰肾部疼痛的症状，早期可能没有任何症状，时间一长，就会出现肾区痛，严重者会伴随高热、食欲不振，腰、腿部肌肉紧张等。导致肾痛的因素有很多，常见的有感染、过度劳累及患肾结石、肾囊肿等肾脏疾病。

感染病毒会导致肾痛，这类肾痛，一般可采用使用足量抗生素的方法进行治疗。肾脏严重受损的患者，可采用肾切除的方法进行治疗。

过度劳累会导致肾痛，包括久坐、长时间站立、大运动量、加班、熬夜等。这类肾痛最好的治疗方法，就是休息，减少运动量。

肾结石、肾囊肿、肾炎等肾脏疾病，也会使患者产生肾痛的感觉。此时，患者应及时去医院做肾脏B超、尿常规检查，及早治疗。

❤ 如何处理肾病患者的水肿症状

肾病患者常出现水肿的症状，严重者应及时就医。同时，患者家属也应做好全面的护理工作。

水肿患者需要卧床休息，家属必须注意观察患者的血压情况。血压低，要防止患者摔跤；血压高，要预防肾缺血、脑水肿等症状的发生。水肿患者必须控制水和盐的摄入量，以防病情加重。水肿患者的皮肤很脆弱，必须做好皮肤的护理工作，以防因皮肤破损而感染病毒。水肿患者服用利尿药物时，应注意观察是否出现不良反应、患者尿量的变化等情况。

❤ 肾结石和肾功能不全

肾结石，就是因肾脏血管中堆积大量尿中的盐类而形成的结石。这是肾脏常见的病症，可分为尿酸盐结石、草酸钙结石、磷酸钙结石、磷酸铵镁结石等。肾结石，一般都是夏季生成，冬季发病。夏季天气炎热，人体排汗量大，尿液减少，导致尿液中的盐类堆积，形成结石。冬季天冷，人体需要大量的水，尿液增多，肾脏内堆积的盐类会随尿液流动，出现肾绞痛的症状。

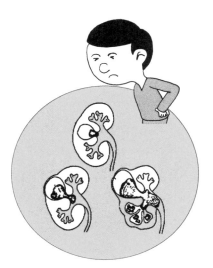

肾功能不全是指肾小球被严重破坏，导致排泄代谢物、酸碱平衡等方面紊乱的症状。药品使用说明书上所标的"肾功能不全"，是指尿毒症及肾脏出现的各种损伤，导致各种代谢物不能排出体外的症状。我们所服用的药物，是通过肾脏排泄的，如果肾功能不全，就会导致部分药物排不出去，长期堆积，会出现药物中毒现象。因此，用药需谨慎。

❤ 肾病患者如何卧床休息

休息对肾病患者很重要，应合理安排时间，适当休息。肾病患者出现症状不同，应采取不同的休息方法。

患者脚部和眼睑出现水肿时，应适当休息，不要过度劳累。患者下肢甚至全身出现水肿时，应卧床休息。患者出现心慌气短、咳嗽时，应卧床休息且及时就医，否则很可能会引发肺部感染、心力衰竭等症。患者出现血压急剧升高情况，这不是卧床休息就可以解决的，应住院治疗。患者出现血尿症状，也应卧床休息。

卧床休息的时间，一般要根据上述症状、体征恢复程度而定。急性肾炎一般休息2周，期间可每日散步2次，每次20分钟。如此持续两周，若症状还没有好转，应继续休息，时间不得少于3个月。待水肿消退、血压、血脂、尿、肾功能基本恢复正常，就可以下床活动了。

一些严重的疾病，需要卧床休息，但是休息时间过长，也会引起不必要的麻烦。其中，最常见的就是易患肾结石。

人体长期卧床休息，会使骨骼中的钙严重脱落。脱落的钙被血液吸收，导致血液中的钙含量升高，影响尿中的钙量，尿中钙含量增多就容易形成肾结石。长期卧床，不利于尿路的通畅，会引发尿路感染、泌尿系统炎症等，形成尿路结石，导致肾结石入侵。另外，长期卧床，且姿势老是固定一侧而不勤换，也容易引发肾结石。习惯性侧卧休息会使血液循环不畅通，影响肾脏正常运作，未排净的废物会在肾中形成结石。

❤ 改变睡姿治疗肾结石

充足的睡眠有利于身体健康，也对肾脏有一定好处。正确的睡姿可以帮助预防肾结石。肾结石是尿中的代谢物堆积在肾脏血管中所致。长期侧睡，会导致血液循环不畅通，其清除代谢废物的能力下降，使废弃物逐渐堆积，形成结石。因此，最好的预防肾结石的睡眠方法，就是仰睡和卧睡。

肾结石患者可采取改变睡姿的方法，辅助治疗肾结石。如果肾的一侧已经出现结石症状，可用反侧睡的方法，减少受损肾脏的压力。

❤ 什么是血钙

血钙，顾名思义，就是血液中所含的钙，也就是血浆钙。血钙主要与胃肠、肾脏的吸收和排泄、骨的再吸收和矿化有关。血钙失衡，会直接影响肠胃、肾脏和骨骼的健康。

因此，补钙很重要，但应适量，过量会导致肾结石的产生。肾病患者应多食牛奶、豆制品、蔬菜等含钙量高的食物，也可食用高钙牛奶、高钙豆奶粉等补钙，可食用钙片等补钙药物。肾病患者补钙时要注意多种营养搭配，不可出现补一缺十的现象。另外，阳光能有效促进人体对钙的吸收，所以，肾病患者应常到户外晒太阳。

❤ 如何护理肾衰竭患者

肾衰竭患者应根据肾功能的调节程度改变蛋白质的摄入量，如果伴有高血压，应限制各类盐的摄入。做过透析治疗的患者，应多食优质高蛋白的食物。一般的肾衰竭患者，应食用高热量、高维生素的食物。

患者家属应学会观察患者病情变化，患者常出现呕吐、腹泻的情况，应注意患者的水和电解质是否紊乱。患者呼吸有氨味或口腔发炎，应保持口腔清洁并做好护理工作。患者应每日测量体重、血压、排水量。患者出现烦躁等现象，应及时帮助其调整情绪。

家属应了解患者所用药物的副作用，如果患者出现副作用或是过敏等症状，应及时就医。

❤ 肾功能不全患者的护理方法

家属应学会观察肾功能不全患者的身体症状，如是否有水肿出现、尿的各种变化、血压的变化、皮肤是否感染、大便是否通畅等。患者应保持心情舒畅、情绪稳定，还应养成良好的作息习惯，控制运动量。

家属要保持室内的清洁卫生，给患者一个良好的睡眠和休息环境。患者的睡眠应保质保量，避免外界干扰。患者应注意保暖，应随天气变化适当增减衣服。另外，肾功能不全患者应食用高钙、高铁、优质低蛋白、高维生素的食物，控制植物蛋白的摄入量。因肾病导致尿量减少的患者，应控制水和盐分的摄入。

❤ 预防肾病综合征复发的方法

肾病综合征是以大量蛋白尿、血清白蛋白、高脂血症及水肿为特点的临床综合征。肾病综合征容易反复发作。因此，预防肾病综合征的复发很重要。

肾病综合征患者，应保持良好的心态，凡事戒骄戒躁，平常心对待。如果情绪出现大的波动，应学会自我调节，以静制动。

肾病综合征患者应注意自身饮食。高血压是肾病综合征的一个主要并发症，所以应适当食用降压、低盐食物，减少蛋白质摄入，少吃肥肉，不食生冷、辛辣、刺激性食物。患者多吃新鲜的蔬菜、水果。

另外，肾病综合征患者，可适当运动，但应避免运动过量。患者应注意休息，避免过度劳累及睡眠不足。

❤ 预防糖尿病肾病的方法

糖尿病肾病早期的临床症状并不明显，只是偶尔会出现少量的蛋白尿。但出现明显的蛋白尿或水肿症状时，病情就很难控制了，严重者会引发肾衰竭。因此，预防糖尿病肾病的形成很重要。

控制血糖是预防糖尿病肾病的重要一步，空腹状态下血糖应保持在6.0毫摩尔/升以内，饭后2小时，血糖应保持在8.0毫摩尔/升以内。糖尿病患者并发肾病，应立即使用胰岛素进行治疗。部分较轻的肾功能不全的糖尿病患者，可使用格列喹酮等口服药进行治疗。预防糖尿病肾病的形成，还应控制血压，避免收缩压和舒张压的升高。糖尿病患者还应控制血脂，总胆固醇应低于4.5毫摩尔/升，甘油三酯低于1.5毫摩尔/升，低密度脂蛋白低于2.8毫摩尔/升，高密度脂蛋白高于1.0毫摩尔/升。

另外，患者应避免使用对肾脏有害的药物，同时应保持良好的生活习惯，选择优质低蛋白饮食。

❤ 糖尿病肾病患者出现水肿的原因

肾脏内缺血缺氧是引发糖尿病肾病水肿的最根本原因。糖尿病肾病患者血糖都比较高，血液会比较黏稠，会减缓肾脏的血流速度，血液流经肾小球毛细血管时，会损害其内皮细胞，增加肾小球毛细血管的压力。长期的冲刷，会导致肾脏过滤孔隙增大，使一些不该滤过的物质被排出，大量水分也会因过滤孔的增大而进入肾脏组织，引起水肿。

肾脏的缺血缺氧会刺激肾脏分泌肾素，随着时间的推移，分泌的肾素会越来越多，同时也增加了醛固酮的分泌。醛固酮的增加会使人体对钠的吸收增加，长期发展就会造成水钠滞留，出现水肿现象。

糖尿病肾病患者身体出现水肿是有先后顺序的，即下肢水肿，面部水肿，最后是全身水肿，病情严重者有可能一开始就全身水肿。

❤ 糖尿病肾病患者如何使用胰岛素

胰岛素是一种因胰岛B细胞受葡萄糖、胰高血糖素、乳糖等内外源性物质刺激而产生的蛋白质激素，是机体内唯一一种降血糖的激素。

肾病患者的病情在食疗及口服降糖药物后没有得到改善，且出现肾功能不全症状时，应使用胰岛素进行治疗。血糖波动比较大的1型糖尿病患者，需要使用胰岛素注射笔和胰岛素泵进行强化治疗，帮助血糖恢复正常水平。患者因食欲不振而出现氮质血症，应根据血糖的变化而适当调整胰岛素的使用剂量。

另外，肾病患者出现肾功能不全或尿毒症，应适当减少胰岛素的用量，以免出现低血糖症状。肝功能不全的患者，肝脏对血糖的调节会失常，造成血糖的波动，此时，胰岛素的用量应随血糖的波动而适当调整。糖尿病肾病患者切记不可随意增加或减少胰岛素的用量，应按照胰岛素的使用标准严格执行。

❤ 糖尿病肾病易引发尿毒症

糖尿病是由遗传因素、免疫功能紊乱、病毒感染等作用于机体，导致体内胰岛功能减退，引起葡萄糖、脂肪和蛋白质等一系列代谢紊乱的综合征。糖尿病肾病是糖尿病的一种严重的微血管并发症，是一种以血管损害为主的肾小球病变。尿毒症指人体不能通过肾脏产生尿液，不能通过尿液把体内代谢的废物排出体外。

通过对以上病症的描述，不难看出患糖尿病肾病会增加患尿毒症的概率。糖尿病患者如果肾脏受损，药物治疗会很缓慢，而病情发展却会很快，长此以往，会发展成尿毒症。

统计表明，糖尿病已成为世界三大高发疾病之一，其引发肾病的概率也大为增加，糖尿病肾病也成为晚期肾病及尿毒症的第三大致病因素，仅次于肾小球肾炎和高血压。

❤ 尿毒症的主要症状

尿毒症是肾病中最为严重的疾病，主要是各种慢性肾脏疾病发展到后期所致，所以对于肾病患者应该加强尿毒症的防治工作。尿毒症一般有以下几种症状。

困倦、乏力。这些现象一般很容易被我们忽视，因为引起困倦、乏力的原因实在是太多了。工作累了会困；工作时间长了会疲惫；出力太多会无力。但这的确是早期肾病患者的主要表现，我们应该重视起来。如果长时间困倦、乏力，就要去医院检查一下了。

面色泛黄。尿毒症患者容易贫血，而长时间贫血会导致面色泛黄。这是尿毒症早期的特征之一。

水肿。这主要是由于是因肾脏不能清除体内多余的水分而导致液体滞留在体内组织间隙，早期仅在踝部及眼睑部水肿，休息后消失。

尿量变化。这主要是由于由于肾脏滤过功能下降，部分病人随病程进展尿量会逐渐减少。即便是尿量正常，由于尿液中所排出的毒素减少，质量下降，不能排出体内过多的废物，给患者造成严重的伤害。

❤ 如何监测水肿

能量是生命运动的基础，能量消失，就意味着生命的消亡。人体所需的各种营养元素中，只有糖类、脂肪和蛋白质能为人体提供能量。因此，肾病患者对糖类、脂肪和蛋白质的合理摄入很重要，且用称体重的方法就能判断摄入是否合理。

慢性肾病患者每公斤标准体重需要33大卡左右的热量，患者可每天早起后空腹称重。两星期内，如果体重没有较大波动，证明身体摄入的能量是合理的。若体重明显增加，则很可能是出现了水肿，同时也说明饮水过量。如果体重明显下降，则说明体内所吸收的能量，不足以维持身体所需。此时，肾病患者应多摄入含糖、脂肪、蛋白质的食物，维持身体所需的能量。

❤ 肾病患者怎样看病

现在的医学比较发达，专业划分也比较精细。慢性肾病牵扯甚广，看哪科医生，也成了肾病患者的一大困扰。慢性肾病患者可依据自身病情选择科室医生。

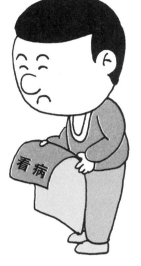

全科医生对肾病有直接接触的机会，对其他科也都有涉及，因此，要做全面的检查，可选择看全科医生。慢性肾病患者，如果并发高血压，就应看心内科、眼科、肾内科，做细致的检查。如果并发糖尿病，则应去内分泌科、眼科、肾内科，进行治疗。

总之，慢性肾病患者应依据病因、原发病、并发症的不同，选择不同科室的医生就诊，使病症得到更好的治疗。

❤ 如何判断肾病的治疗效果

肾病患者最关心的问题就是经过一段时间的治疗后，病情是否好转，肾脏功能是否恢复正常，什么时候能治愈等。对于这些问题，平时多加注意就可知道答案。

肾脏是人体的过滤器官，多数代谢物都是以尿液的形式排出体外的。因此，看尿就可以知道肾病患者病情是否好转。高血压是肾病的常见并发症，如果血压稳定，不再出现头晕目眩、恶心呕吐等症状，说明肾病在逐渐好转。肾病会引发身体多处水肿的症状，会使肾病患者的体重增加。因此，当患者出现体重逐渐下降的情况，说明身体在恢复中。如果身体出现的各种并发症和异常情况都有所改善，也说明病情在逐渐好转中。

❤ 肾病患者的B超检查

B型超声波检查肾脏好处多。B超能准确地测出肾脏的大小、位置和形态，可观测出肾脏是否发生病变。

用B超可以作肾脏定位，帮助诊断肾下垂、肾移位等，简单无害且准确。一般肾脏的活动范围在3厘米以内，B超可以轻而易举地检测到肾脏的活动范围。B超对液态物质的诊断准确性高，可以帮助诊断是否出现肾积水。肾实质性病变一般较难检测，B超可以显示出肾脏内肿瘤的大小、数量和位置，辅助医生诊断。

另外，肾结石患者可选用B超检查身体。做过肾移植手术的患者，也可经常做B超，以了解术后肾脏是否有排斥现象，恢复效果如何等。

❤ 尿异常患者如何留取尿标本

尿液检查是肾脏疾病诊断、治疗和判断是否痊愈的重要依据，正确留取尿标本是获得真实可靠数据的关键一步。

尿异常的肾病患者，其家属或自己应学会正确留取尿标本，以便能及时化验。盛尿的器皿，要保持清洁。出现血尿时，患者及其家属应学会判断是初始血尿、全程血尿还是终末血尿，并且观察血尿的颜色和尿量，如果出现异常，应及时就医。如果患者出现大量血尿症状，应卧床休息，并注意观察患者血压和血红蛋白的变化情况。另外，尿量过少患者，应适当多喝水，以冲洗尿路，预防血块堵塞或感染。

尿检能够帮助患者了解病情及治疗肾病，因此，留取尿样标本很重要。留尿所用器皿应从医院领取。患者自己找的器皿，应清洗干净。

留取尿标本时，需选用新鲜的尿液。通常应选择清晨第一次的尿液，并且保证尿已经在膀胱内存留6~8小时，此时的尿液，成分稳定且浓度高。如果要检查尿糖、蛋白质等，应收集饭后2~3小时的尿液。送尿应及时，夏天在15分钟内送到，冬天在30分钟内送到。

女性患者应先用清水和肥皂清洗外阴部，然后再用新洁尔灭溶液清洗，之后再留取尿液。切记月经期间，应暂停验尿；男性患者也应用清水、肥皂和新洁尔灭清洗阴部后再留尿。

❤ 血液透析患者的日常生活

长期接受血液透析治疗的患者，很容易并发高血压，因此，定期检测患者血压很重要。患者家属应适时给患者做心理辅导，不要让患者有心理压力，要使患者始终保持心情愉悦；患者家属需注意观察患者的情绪变化，及时开导，多安慰鼓励，要给患者创造一个整洁、视野开阔、温馨的休息环境；患者应适当运动，但应避免运动量过大，可以做些简单的家务。另外，患者应保持良好的睡眠习惯，每天最好保证8小时的睡眠时间。

血液透析患者应避免着凉，以免诱发感冒等传染性疾病；患者应避免伤口沾水，若纱布沾湿，应及时撤换；患者如果出现较大异常症状，应及时就医。

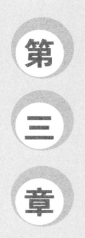

第三章

理疗，传统护肾法

中医理疗是我国传统的辅助治疗疾病的方法，可按摩，可使用理疗器具，对很多疾病都有很好的辅助治疗效果。不过，既然是治疗疾病，针对不同的疾病，肯定有截然不同的理疗方法，那么治疗肾病该如何按摩？如何进行器具理疗呢？本章，我们就为读者揭开这些秘密，让你轻松享受理疗带来的神奇效果。

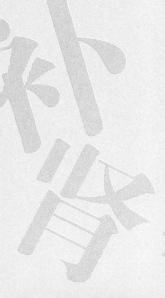

就这么轻松

一、按摩补肾好方法

很多人感觉身体不适时会用手捶打按压身体，这样就会感觉轻松不少。其实，这些习以为常的小动作却蕴含着医学大道理。中医认为，恰当的按摩不仅能缓解身体疲劳，还有一定的治疗疾病的作用。因此，补肾治肾时，也可以使用按摩达到治疗的效果。

❤ 按摩治疗男子肾阳虚

男子肾虚主要表现在肾阳虚上，进行穴位按摩可改善肾阳虚症状，增强肾功能。

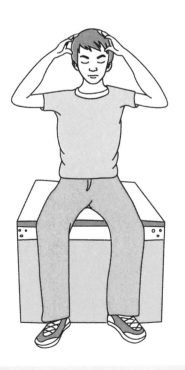

三阴交穴位于胫骨内侧、脚内踝上3寸处，是人体肝、脾、肾三条阴经交会的地方。男性肾虚患者可对此穴位进行针灸或按摩。经常按摩此穴位可改善男子肾阳虚症状，还可促进肾脏血液循环。

刺激商阳穴，可有效改善男子记忆力下降、烦燥、精神疲惫等症状。商阳穴位于食指内侧尖端，患者闲暇时可对此穴进行按摩。将两手食指相勾反复牵拉或利用其他工具按摩食指。

在人体肚脐下3寸处，即是关元穴所在位置。可用手指直接点压按摩关元穴，也可用双手交替绕肚脐按摩腹部，使任脉上的有关穴位得到刺激，辅助治疗男子肾阳虚。

❤ 穴位按摩的不同手法

对于肾病患者来说，在某些穴位上施以不同的手法，在不同的穴位上进行按摩，可起到强肾健身的效果，也是肾病保健的一种有效方法。

患者采用坐姿，身体微微向前倾，拉紧腰部肌肉，用拇指指关节在腰眼穴位上挤压，力度可稍大，以产生酸胀感为宜。还可以用指峰在腰眼穴位上挤压，力度应时重时轻交替进行，先重压至产生酸胀感然后力度放轻，再重压，如此反复按摩。

患者取坐姿，将双手拇指放在肾俞穴，向下按压，再相对挤压，同时做环形揉动，以感到酸胀、痛为宜。也可用双手拇指轻按肾俞穴后，再快速向志室穴方向推，力道要柔和。这种按压肾俞穴的方法有补益肾气、强腰利肾的作用。

患者取站姿，双腿分开，双手握成拳轻轻敲击命门穴、关元穴，可左右手交替进行。患者身体微向前倾，在命门穴敲击以感到酸胀为宜。这种敲击按摩命门穴的方法可预防肾气不足，是一种非常好的保健养肾按摩方法。

❤ 最常见的按摩补肾法

肾病患者宜选择一个适合自己的补肾按摩方法，坚持自我保健按摩，增强肾功能。而最常见的补肾按摩健身法，则更成为广大肾病患者的首选。

患者在练习时，可根据自己的喜好，选择坐、卧、站姿。深呼吸，使身体得到充分放松。按摩心窝部，即两手缓缓上提，在胸前中间三指对插轻夹，置放心窝部，按顺时针方向做圆周转动，连续按摩15次为宜。按摩腹中线部，即两手中间三指对插轻夹不松开，继续沿腹部中线移动，逐渐至趾骨联合处，连续按摩15次为宜。

盘坐摇转式，即以腰为轴做转动，头及上身尽量保持不动。两手拇指在内，四指收拢，紧握成拳，分别轻按两膝。脚趾抓地，上身微微向下俯，缓慢摇动。摇转的幅度宜大，如向左摇转时，应将胸肩摇出左膝；向右摇转时，宜将胸肩摇出右膝；向前摇转时，宜将上身摇至膝上；向后摇转时，宜将上身尽量向后倒。

❤ 经络按摩治肾病

肾病患者可分为两个阶段进行按摩，第一阶段以养气血为主，使身体血气总量提升。可以早晚敲胆经两次、按摩心包经，再对双下肢阴陵泉、三阴交、太溪、涌泉等穴位进行按摩，并且可以辅以捏脊椎按摩，在背部两侧膀胱穴、肾俞穴等处自上而下进行按摩。按摩一周后，可加按大腿内侧的肾经穴位。

第二阶段以按摩进行一段时间为标准，按摩方法以捏脊椎为主。早晚各1次，在背部两侧，对膀胱经、肾俞穴进行按摩，再进行肾经按压。敲胆经、按摩心包经2次，每天还要坚持快步走练习，并对双下肢阴陵泉、三阴交、太溪、涌泉四个穴位进行按摩。

❤ 全身按摩增强肾功能

每天坚持做全身按摩，可促进肾脏血液循环，增强肾功能。

患者从脚心进行按摩，左右各按摩300圈，力道由轻到重，直至脚心发热为止，然后再左右按摩大脚趾顶端300次。对大腿进行按摩，即用手按摩双腿外侧肌肉，直到发热为止，然后交叉按摩大腿内侧肌肉，发热后，再分别按摩左右腿的足三里穴300次。对小腹进行按摩，力度也应由轻到重，围绕肚脐左右各按摩100圈，之后用手掌捂住肚脐上下一压一放，直到手心发潮、微微出汗为止。

小腹按摩完毕后再按摩背部，用干毛巾沿脊柱由上至下反复按摩，感到微热为宜。按摩头顶时用左右手在百会穴各按摩100次，再进行梳发动作。

❤ 病症不同，按摩方法也不同

患者将双手搓热，手指并拢，手掌摊开，紧贴于面部。双手齐用力分别从鼻子两旁的迎香穴沿鼻柱两侧向上推擦，经过目内眦、眉头等处到达额头为止。双手左右分开，横推至两鬓，双手掌心遮眼而过，由两鬓向下，经过太阳穴，返回到鼻翼两旁的起点处，重复按摩3～5次即可。此法适宜慢性肾炎伴体虚感冒患者，经常按摩，可缓解身体不适症状。

患者用两手手指摩擦鼻子的两侧，由攒竹穴至迎香穴，反复摩擦可以通鼻开窍。患者还可将五指略微张开，按在额头上，由前向后，像梳头一样摩擦头皮。因五指略微张开，正好作用于头顶部的五条经脉，故此按摩法有疏通气血、散风行湿的功效，可用于肾病伴有高血压、失眠、神经衰弱的患者。

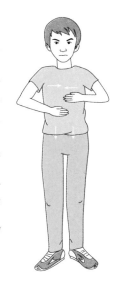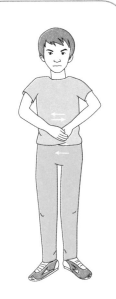

❤ 病症不同，按摩穴位亦不相同

肾病按摩法是以按摩的方式，在人体的适当部位进行物理性刺激，通过反射方式传递信息，改善人体神经系统功能，从而调节肾功能，达到治疗和预防肾病的目的。常用的肾病按摩手法有推、揉、擦、按，按摩穴位有肾俞、脾俞、气海、三阴交、大椎、涌泉等穴。

不同的病症按摩手法也会不同，若肾病患者伴有尿多、口干舌燥等症状，可取肾俞、三焦俞、命门、太溪、三阴交等穴位，用拇指点按以上穴位1分钟，再用拇指指端揉按以上穴位2分钟。也可用手指擦穴，以感到发热为宜。

若肾病患者体虚气短、形体消瘦并伴有便秘症状，可用中指或拇指按揉百会、中脘、天枢、心俞、脾俞、三焦俞等穴位，每个穴位按压1分钟左右，之后点按血海、太溪、足三里、三阴交等穴位。

❤ 补肾，从按摩大脑开始

大脑是人体的"总指挥"，保持大脑清醒，对头部进行按摩，不但可以治疗肾气不足、安内解表，还可以缓解精神紧张、失眠症状。

患者坐、站均可，按摩时要保持心情舒畅，全身放松，双眼微闭。双手抬起，十指自然弯曲，略微分开。十指指腹着力于头皮，由前向后插入头发内。十指并拢，夹住指缝间头发，手轻轻抬起，使头发在指缝间慢慢滑脱出去，反复按摩5～10次即可。

患者还可以用一只手的拇指指尖或指腹压住食指或中指的指甲，弹击头顶各部，渐渐用力，动作要协调，弹击要准确。对头部神庭、百会、天冲、风池等重要穴位，可反复弹击按摩。此法对失眠、精神不振有很好的治疗效果，对肾功能也有一定的调节作用。

❤ 梳头按摩能补肾

经常梳头发，不仅可以起到按摩头部的效果，还能强肾健体。钢丝梳具有与中医针灸用具皮针、梅花针、七星针等相同的作用，肾病患者如果能用钢丝梳梳理头发，效果会更好。

如果没有钢丝梳，用木梳梳头发，也可起到针灸、按摩补肾的目的。梳头时通过对神经末梢的刺激，可使头颈部毛细血管扩张，加速血液循环，通经活络，缓解肌肉痉挛，促进新陈代谢，从而利于肾脏的正常运作。

选择大型木梳梳头，对头、颈、腹、背、腰部，都有较好的按摩作用。患者可用木梳梳齿尖接触头皮，用力要适当，从前发际至后颈部梳，梳遍头皮。也可左手梳左侧，右手梳右侧，并梳过颈部，以刺激风府穴、风池穴、哑门穴、大椎穴。这种梳头法可促进头、颈部血液循环，还可缓解患者头晕、失眠、神经衰弱症状。

❤ 常按耳部可护肾

肾病患者经常对耳部穴位进行按摩，也可起到保护肾脏的作用。

患者可将双手食指放在耳朵内侧，用拇指、食指由内向外拉提耳朵，力道由轻到重，以不感到疼痛为宜。此法可治疗肾病患者失眠、神经衰弱等症；患者将双手掌心摩擦发热，向后按压耳朵，再向前反折按摩耳朵背面，如此反复按摩，可疏通经络，对肾脏及其他器官均有很好的保健作用；用双手将耳朵由前向后扫，每天坚持练习也可强肾健身。

另外，患者也可将左手弯过头顶向上牵拉右侧耳朵，再用右手弯过头顶向上牵拉左侧耳朵，然后两手分别轻捏耳垂，摩擦发热后揪住耳垂往下拉，突然放手让耳垂弹回。这种按摩方法可健肾壮腰、促进耳朵血液循环。患者若用双手手掌掩住两只耳朵，手指托住后脑勺，再用食指压中指弹击耳朵，可活跃肾脏，有强肾、健脑的功效。

❤ 擦背养生又补肾

擦背是一种比较适合肾病患者的养生保健方法，可有效刺激大椎、命门、脾俞、肾俞等重要穴位，起到疏通经脉、养心安神、振奋阳气、调整脏腑器官功能的作用，从而使肾病患者阴阳逐渐平衡，达到补肾养生的目的。

患者擦背时应以背后脊椎一线为重点区域进行擦拭，此区域即是督脉循行的路线，又是中枢神经系统的通道。对此区域进行擦拭不仅可以增强肾脏功能，还能疏通背部经脉。

擦背对神经衰弱的肾病患者也有很好的疗效，能缓解失眠多梦、精神抑郁等症状。对伴有高血压、高血脂、冠心病的肾病患者来说，经常擦背还可起到较好的辅助治疗作用。体弱多病的中老年肾病患者，只要每天坚持擦背，即可去病健肾、延年益寿。

❤ 补肾就按腰部和脚心

按摩腰部，可缓解因肾虚引起的腰肌劳损、腰酸背痛等症，从而增强肾脏功能。患者将双手互搓，待手心热后，分别放到腰部。手掌在腰部皮肤进行上下按摩，直到感觉到热为止。此法可补肾纳气。患者还可双手握拳，用两手的指关节对腰部进行环形按摩，慢慢用力，直到有酸胀感为止。

除了对腰部进行按摩外，按摩脚心也可以起到强肾健身的作用。脚部的涌泉穴直通肾经，经常按摩此穴，对益精补肾、防止早衰有很好的疗效。肾病患者在每晚睡觉前用温水泡脚，再将双手搓热，用左手手心对右脚脚心、右手手心对左脚脚心进行按摩，以搓热为宜。此法不仅能强肾滋阴，还有治疗失眠、头痛的功效，对中老年人尤其适用。

❤ 常按肾经脾经好处多

肾病患者在按摩肾经时可先按摩脚心穴位，再对脚内侧进行按压，之后对小腿内侧、大腿内侧进行按压。上升至腹部，对腹部进行按压摩擦。到达颈部喉舌两旁，对其进行按压。这种按摩方法有益肾利尿、消肿止痛的效果，任何肾脏疾病都可用此法进行按摩治疗。

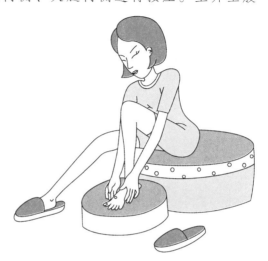

肾病患者在对脾经进行按摩时可从隐白穴开始按压，再沿蹬趾内侧向上行至内踝前边，进行按压。然后向上到小腿内侧，对其进行摩擦，再沿小腿胫骨对膝盖和大腿内侧进行按压，最后进入腹部，对腹部进行摩擦按摩。对以上脾经穴位进行按摩，可消肿益肾。

❤ 儿童肾病综合征的穴位按摩治疗法

肾病综合征多发于儿童，除了药物治疗外，还可使用按摩进行治疗。

按摩时患儿仰卧，家长用拇指以逆时针方向揉按水分穴、气海穴。以拇指指腹沿腹部正中线自中脘穴开始按摩，之后是神阙穴、中极穴，这几个穴位可重复按摩；患儿俯卧，家长以单手手掌摩擦脊柱两侧的肌肉组织，以感到发热为宜。再用手指按揉阴陵泉穴、足三里穴、三阴交穴、太溪穴。若肾病患儿伴有食欲不振、恶心呕吐等症状，还可顺时针加按揉脾俞、胃俞、三焦俞、膀胱俞等穴位；患儿俯卧，家长以拇指轻推两侧肾俞穴、气海俞穴，在两穴之间缓慢往返3～5次，以皮肤发红、发热为止；患儿俯卧，家长以手掌根部轻轻揉按丹田穴，力度逐渐增加，以患儿能承受为宜。再用手指点揉阴陵泉穴、三阴交穴、足三里穴即可。

❤ 按摩补肾也适合女性

随着年龄的增长，女性也会出现肾功能失常的现象。面对这种情况，女性不必过于担心，只要持之以恒地进行肾脏的保健锻炼，就可以拥有健康的肾脏。

患者将两脚分开向前伸直坐好，轻轻闭上眼睛。右手压在左手上，左手掌按摩左大腿内侧3分钟左右，再将左手压在右手上，右手掌按摩右大腿内侧3分钟左右。按摩大腿内侧时，应从膝关节往大腿根部向上推，此方法早晚各1次，一天3次为宜。

患者还可采用颤肌按摩法进行肾脏保健，身体站直，两脚间距比肩膀略宽，左手的小指和无名指指腹贴于股沟，颤动肌肉般上下方向按摩2分钟。换右手做同样的动作，左右手交替进行，做5分钟为宜。此方法可缓解更年期不适，还可改善肾功能失常现象。

❤ 老年人肾虚的按摩方法

老年人体质较差，气血已衰，在进行体育锻炼的过程中再进行按摩，对调和阴阳、补益气血有很好的功效。

按摩时应将腰带解开，使身体完全放松。右手手掌在气海穴上旋转按摩，再用右手中指点在气海穴上，慢慢用力。急速提起中指，再轻按穴位。气海穴按摩完毕后，右手大拇指推摩左手合谷穴并向深处按压，换左手做同样的动作。双手按摩背后腰眼命门穴，感到发热为止。按摩这三个穴位可补肾气之源。

在此基础上，如果再用双手中指点按足三里穴，可健脾胃，还可促进人体后天气血的形成。

❤ 冬季按摩护肾又补肾

肾虚患者经常会出现内分泌失调、免疫功能下降、怕冷易感冒等症状，特别是在冬季气温较低的情况下，这些症状则会愈发严重，甚至还会影响身体其他脏腑器官的生理功能。因此，在冬季，肾虚患者应经常按摩身体，可使人体肾经充盛、肾气健旺。

患者搓热双手，用左手掌上下来回按压肾俞穴，也可双手交替进行。此方法可缓解肾虚引起的腰痛；还可对丹田穴进行按摩，将手搓热，用右手中间三指在该穴旋转按摩，能健肾固精，改善肠胃功能。

每天搓手心、脚心，也可起到补肾的作用。患者将手心搓热后，放在命门、肾俞等穴，用手掌上下按摩直至感觉腰部发热为止。早晚各按摩一次可增强肾气，促进肾脏血液循环。

❤ 肾盂肾炎怎么按摩

肾盂肾炎是指肾盂的炎症，除了采取药物治疗外，还应重视它的日常保健工作。而按摩对肾盂肾炎的治疗有很好的辅助作用，可缓解病痛、防止复发、减少肾实质损害。

患者可对肾上腺穴、膀胱穴、肾俞、脾俞等穴位，用手指或指关节进行按摩。按摩时以绕圈按摩为佳，力度应先轻后重逐渐增加，直到穴位感到疼痛为止。每个穴位按摩3分钟左右，每天按摩3次，宜选择饭后进行1小时后按摩。

按摩结束后，可适量喝些水，以排出体内代谢产物。但伴有水肿的肾病患者，按摩后的饮水量不宜太多，以免加重水肿症状。

二、最实用的中医器具理疗护肾法

中医器具理疗包括拔罐、针灸、刮痧等。针对不同的病症，使用的器具和手法也各不相同。以下就是一些利用中医器具进行补肾护肾理疗的方法，希望能对广大读者有所帮助。

❤ 什么是拔罐

拔火罐又称拔罐子，是将罐中空气排出，利用负压使其吸着于皮肤，造成淤血现象的一种治病方法。常用的火罐有竹筒火罐、陶瓷火罐、玻璃火罐、抽气罐等，可根据自身情况进行选择。肾病患者若拔火罐，可疏通经络、行气活血、祛除瘀滞、调节阴阳，起到扶正祛邪、治愈疾病的目的。

拔罐有保健和医疗的作用，不仅能调理五脏六腑、强肾健体，还能治疗风湿痛、腰腿痛、腰椎间盘突出等病症。若用于人体穴位上，还可治疗头痛、气喘、腹痛。经常对百会、大椎、内关、合谷、神阙、足三里、三阴交、涌泉等穴位拔罐子，可打通奇经八脉。

❤ 拔罐可治肾虚腰腿痛

拔罐对偏阳虚者有补肾助阳的作用，对偏阴虚者有滋阴补肾的作用。对肾虚腰腿痛者进行拔罐治疗，可缓解腰膝无力、心烦失眠、阴阳失衡、口干舌燥等症状。

患者可取大口径玻璃罐，用单罐法对大肠俞、环跳、委中等穴位进行拔罐，留罐10分钟左右；偏阳虚者可取肾俞、足三里、昆仑等穴进行拔罐，留罐10分钟左右；偏阴虚者者可取秩边、三阴交、太溪等穴进行拔罐，留罐10分钟左右。

足三里穴为足阳明胃经之一，昆仑穴为足太阳膀胱经穴，两穴配肾俞穴拔罐，对肾虚腰腿痛者可起到助阳、温经、止痛的功效。三阴交穴配太溪穴拔罐，对肾虚腰腿痛者可起到滋补肝、肾、脾三脏之阴的功效，再佐以秩边穴，止痛效果明显。

❤ 寒湿腰痛如何拔罐

寒湿腰痛者主要表现为腰腿部冷痛，遇到寒冷天气疼痛感加剧，疼痛发作时腰部、膝盖冒凉风、脚趾疼痛。面对这些情况，可以采用拔罐的方法进行辅助治疗。

患者可选用大口径的玻璃罐，采用单罐法对大肠俞、委中、昆仑等穴位进行拔罐，留罐10分钟左右；取肾俞穴、气海穴两穴位进行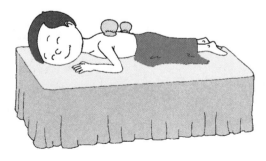拔罐，留罐10分钟左右；取环跳、风市、阳陵泉、飞扬穴等穴位进行拔罐，留罐10分钟左右。

对于肌肉厚实处如环跳穴、风市穴、飞扬穴等部位寒湿疼痛症状明显的患者，可采用多罐法留罐治疗。对飞扬穴进行拔罐可缓解下肢痛，对环跳、风市、阳陵泉等穴位进行拔罐可起到祛寒止痛的功效。

❤ 慢性腰痛可用拔罐治

因风湿、肾虚、药剂软组织损伤等症状引起的慢性腰痛，时刻困扰着肾病患者，给身体和心理上都带来了很大的伤害。如果能掌握一些拔罐方法，对治疗慢性腰痛将有很大帮助。

对于气滞淤阻型慢性腰痛患者，可用刺络拔罐法或针刺拔罐法治疗；而寒湿虚寒或肾虚型慢性腰痛患者，可用灸罐法进行治疗。取肾俞、气海俞、腰眼等穴位，先拔罐10分钟左右，起罐后加温和灸5分钟左右或取阳关、命门、阿是等穴，用相同方法拔罐。患者也可采用药罐法，取肾俞、白环俞、殷门等穴，用药方煮罐后拔罐，留罐15分钟，隔日1次。

除此之外，还有两种拔罐法可治疗慢性腰痛。取阿是穴，用梅花针扣刺至皮肤微微出血，然后用闪火法拔罐10分钟左右，以拔出紫色淤血为宜；取腰眼穴，采用单纯拔罐法或刺络拔罐法，留罐15分钟，每日或隔日1次。

❤ 拔罐治疗淤血腰腿痛

因肾病引发的淤血腰腿痛患者常感到腰腿如针刺般疼痛，轻者俯仰不便，重者会因剧痛而行动不便。此时，采用拔罐法进行治疗，可活血化瘀、理气止痛，有效缓解病痛。

　　患者可取大号玻璃罐在环跳穴拔罐，留罐10分钟左右。对于下肢疼痛明显者，可沿外侧入始循经下行拔罐，往返3遍，有理气化瘀、活血止痛的效果。

　　患者还可采用刺络拔罐疗法治疗淤血腰腿痛症，取环跳、大肠俞、委中、阳陵泉等穴位，拔罐时每次取两个穴位，用三棱针点刺三点。对于急性发作的淤血腰腿痛患者，可取大号玻璃罐，用闪火法拔之，出血量五滴左右即可。

❤ 拔罐帮你戒烟又护肾

　　长期吸烟会导致肾病患者出现一系列的病理变化，还会使阴阳失衡、升降失常且气血逆乱。而肾阴虚者吸烟则会出现眩晕、耳鸣、腰膝酸软等症状，甚至导致阳痿、遗精、少寐多梦、健忘、舌质红且少苔及脉弦细，危及肾脏健康。拔罐法可有效戒烟，还能补肾生精。

　　患者可取少阴穴、足厥阴经穴、章门、行间、太溪、肾俞、水泉等穴位，应用单罐法拔罐。选用玻璃罐、陶罐或竹罐，对以上穴位进行拔罐，可调补肾脏、生精益血。

❤ 拔罐加针灸治肾病

　　拔罐和针灸法治疗肾病均有很好的效果，在拔罐的同时，若加入针灸法进行治疗，双管齐下，效果将更加明显。

　　患者可取三焦俞穴、肾俞穴、石门穴、三阴交穴等穴位，在腰椎两旁一次性密排罐于上述穴位，停留约10分钟，再卸下。患者还可采用单纯火罐吸拔上述穴位，停留10分钟左右，每日1次既可或采用背部前穴拔罐，在肺俞、肾俞等穴位拔罐直至皮肤潮红。

对伴有尿频、量多、腰酸腿软的肾病患者来说，可先采用拔罐疗法，再行针灸。取三阴交、关元、脾俞、足三里、气海、肾俞等穴进行针灸，留针30分钟左右。如果肾病患者伴有水肿等症，宜拔罐后再选用灸法治疗。伴有大小便频繁、量多、口干舌燥的肾病患者，可以针灸玉液、金津、肺俞、大椎等穴位，但要注意玉液穴、金津穴不留针，其他穴位留针15分钟左右。

❤ 护肾又治病的药浴熏蒸法

药物熏蒸法治疗肾病，是临床上运用比较广泛的一种方法。对于肾功能不全的患者来说，病情还没到非做透析不可的地步，但因体内毒素无法排出，致使病情越来越严重。此时，可采取药浴熏蒸法对其进行治疗，既可排毒，又可修复受损肾脏。

研究表明，药浴熏蒸法治疗肾病，可使患者通过皮肤排毒，达到扶正、祛邪、化瘀的目的，方法简单且效果明显。将中药放入锅内，根据不同患者加减用药量。经热蒸汽熏蒸患者皮肤，使其发汗并消除水肿、排出毒素、降低血液中肌酐和尿素氮的含量、提高机体免疫力、改善肾功能。

❤ 适当刮痧可治肾病

导致肾病的原因有很多，如风湿、内寒、瘀血阻滞等，不仅会加重病情，还会增加治疗肾病的难度。对于这种情况，肾病患者宜采用刮痧的方法进行治疗。

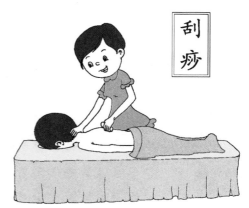

对肾病患者背部、腹部、下肢进行刮痧，能有效疏通经络，益气补肾。通过滋、补、填、固，可以全面调节和改善肾虚情况，保持肾脏营养均衡，从而达到护肾强肾的目的。

肾病患者适当刮痧，还可摆脱体虚气短、面黄肌瘦等症状的困扰，使气血通畅、皮肤变得富有光泽。刮痧还可减少肾病患者体内蛋白质和微量元素的流失量、增加体内毒素和多余水分的排出量、提高机体免疫力、缓解紧张情绪，全方面调节肾脏功能。

❤ 小小针灸作用大

针灸是一种"由外治内"的治疗方法，主要通过刺激经络、腧穴的方法，来治疗肾病。

针灸有疏通经络的作用，可使肾病患者瘀阻的经络畅通，肾功能恢复正常。对于肾病伴有身体疼痛、四肢麻木、肿胀瘀斑等症状的患者，更应选用针灸的方法进行治疗，不仅可以疏经活血，还可以缓解以上症状。

针灸还有调和阴阳的作用，通过经络阴阳属性和独特的针刺手法可平衡患者阴阳，达到针灸治疗的目的。

针灸扶正祛邪的作用，可以提升患者体内正气，驱除病邪，起到养肾护肾的功效。

❤ 了解针灸

针灸包括针法和灸法。针法是以针形工具，刺入、按压穴位或患病部位的医疗保健方法；灸法则是以燃着的艾绒或其他可燃材料温烤或烧烤患病部位的医疗保健方法。上述两者经常搭配使用，故合称为针灸。

针灸的方法很多，包括毫针刺法、灸法、拔罐法、现代刺法及其他刺法。其中，现代刺法又包括耳针法、头针法、足针法、微波针法等；而其他刺法则包括三棱针刺法、皮肤针刺法、火针刺法和电针刺法等。

针灸的特点是治病不靠吃药，只需在患者相应穴位上进行针刺，刺激神经并引起局部反应，达到治病目的。其优点也很多，有广泛的适应性，可用于多种疾病的治疗和预防；治疗疾病的效果比较迅速且显著，可改善身体功能、提高抗病能力、镇静止痛；操作方法简单且费用经济合理；副作用小甚至没有，安全可靠。

灸疗法可迅速缓解肾病患者的急性症状，对久治不愈的患者也有一定的疗效。肾病患者在家中进行灸疗时，灸烤穴位的时间要把握得当，以免灼伤皮肤，一般以用完一支艾条的时间为宜。若穴位皮肤出现气泡，患者不可用手抓挠，以免抓破导致伤口感染。对于手可到达的穴位，可自己进行灸疗，如腹部、下肢等处的穴位；但对于够不着的穴位，则可由家人帮助进行针灸。

肾病痊愈的患者仍可坚持灸疗关元穴、足三里等穴位，具有良好的养生护肾、祛病延年的效果。

❤ 神奇艾灸也补肾

艾灸即用艾绒或艾粉做成圆锥型或自贴灸型进行疾病治疗，是药物和物理的复合疗法。

艾灸可借助温热肌肤的作用，温暖肾病患者肌肤经脉、活血通络，可用于治疗由于寒凝血滞、经络弊阻所引起的各种病症。艾灸有行气活血的作用，可为肾病患者补气养血、疏理气机、提升中气，达到艾灸治疗的目的。

艾灸能加强肾病患者白细胞的吞噬能力，加速各种特异性和非特异性抗体的产生，提高其免疫效应，从而增强肾病患者的免疫功能。艾灸还能改善各器官的功能，提高人体的抗病能力，有利于肾病的治疗。除此之外，艾灸还有祛湿散寒、调节阴阳、回阳救逆、扶阳固脱等功效，养肾保健效果奇佳。

❤ 几种常见的艾灸护肾法

艾灸的常见方法有四种，即直接灸、悬灸、艾灸器灸和隔物灸。这几种艾灸方法原理基本相同，都可以达到治病养肾的目的。

直接灸即用艾绒捏成的圆锥体直接置于患者身体穴位和痛处点燃艾灸，有时会使皮肤化脓甚至结痂，因此很少应用。悬灸即使用艾火点燃艾绒悬于施灸部位，使皮肤有温热感又不会烧伤皮肤，以红晕为宜，操作方法分为温和灸、回旋灸和雀啄灸。

艾灸器灸又叫温灸器，属温灸疗法。其优点是可以很方便地固定在身体上，省去了刮灰的步骤，温和刺激性小且艾烟更少。隔物灸即在皮肤和艾炷之间隔上姜、蒜、盐、药等物品，也叫间隔灸。

♥ 肾虚腰酸如何艾灸

艾灸可以调整经络，对治疗肾虚有很好的效果。患者可取关元穴、气海穴、肾俞穴、太溪穴等穴位，结合自己的具体症状进行艾灸。

对于肾气不足、气血亏、阴阳两虚的肾病患者来说，除了吃药治疗之外，采用艾灸治疗也是一个不错的选择。患者可取关元、三阴交、太溪、足三里、涌泉等穴进行艾灸，若效果不明显，还可加灸委中穴、肾俞穴及腰部主要疼痛部位。

艾灸还可治疗肾虚腰酸，患者每天灸疗以上穴位中的一个或多个，长期坚持，肾虚腰酸症状会明显改善。值得注意的是，在灸疗期间，患者不宜吃辛辣寒凉等刺激性食物，也应禁烟、酒，并注意保暖及灸室通风。

第四章

民以食为天，肾病也能吃着补

　　现在，越来越多的人存在肾虚问题，直接导致肾病患者也变得越来越多，这是为什么呢？俗话说：病从口入。民以食为天，而很多疾病也正是因为我们的饮食习惯不良而引起的。肾虚、肾病亦是如此。如果能养成良好的饮食习惯，多吃对肾脏有好处的食物，那么疾病就会乖乖"跑"走了。本章，就为读者奉上各种和吃有关的养肾护肾知识，让您吃着就能补肾。

补肾　　就这么轻松

一、日常饮食中的养肾秘诀

人们常说："吃什么补什么。"那么，肾病患者多吃动物肾脏，就能达到补肾养肾的目的吗？其实不然。如何吃才能吃出肾健康？本节中，我们就会讲到这些内容，让您在日常饮食中，吃出健康，赶走肾病。

❤ 肾病患者食用蔬菜宜忌

蔬菜可以补充每天所需的维生素等营养元素，是必备食物。蔬菜的种类很多，包括瓜类、绿叶类、茄果类、豆荚类等。蔬菜中含有丰富的维生素和矿物质，既营养又易吸收。蔬菜中所含的纤维素能够帮助排便，且易消化。不过对于肾病患者，食用蔬菜是有讲究的，不能盲目进食，以免加重病情。

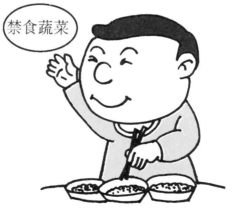

禁食蔬菜

肾功能不全的患者，应少食高植物蛋白蔬菜。血钾偏高的患者，不宜食菠菜、蘑菇、笋等含钾高的蔬菜。应忌食不利于药物吸收的蔬菜，对肾脏无益的蔬菜。最重要的是，食用蔬菜之前应洗净，以免残留农药伤害身体。

肾病患者需注意低盐饮食，只适于没有明显水肿、血压轻度升高等病情较轻的急性肾炎患者。如果患者水肿消退、血压也基本正常、尿稳定，就可逐渐恢复盐的摄入。

❤ 紫癜肾炎患者该怎么吃

紫癜肾炎是由过敏性紫癜所引起的肝脏损害，多为饮食、感染所引发的毛细血管变态反应。其临床表现为皮肤出现紫癜、关节疼痛、腹痛、尿出血等，严重者可导致肾病综合征、慢性肾衰竭等。

紫癜肾炎患者必须注意饮食，防止过敏，以减轻肾脏负担。紫癜患者应停止食用或接触易导致过敏的食物，如牛奶，虾、蟹等海产品，羊肉等。不同的紫癜肾炎类型应选用不同的食物，比如阴虚火旺的患者就应食用鲜藕、荠菜、梨、木耳等性偏寒凉的食物。

另外，紫癜肾炎患者饮食应精加工，少食粗食、含粗纤维多的食物，如可适当食用粳米、白面，少食玉米、高粱、芹菜、笋、韭菜等。还有就是，紫癜肾炎患者饮食宜清淡，忌油腻、辛辣、刺激性食物。

❤ 改善饮食消除肾结石

肾结石形成的最根本原因就是饮食不当，如饮食中嘌吟、蛋白质等过量，进入身体就会给肾脏带来负担，排不出去，就形成结石。肾结石按成分可分六类：草酸钙结石、磷酸钙结石、尿酸盐结石、磷酸铵镁结石、嘌呤结石和胱氨酸结石。

如果过多食用含草酸食物，很容易患肾结石。常见的含草酸量高的食物有葡萄、豆类、橘子、番茄、李子、豆类等。如果过多食用动物内脏、海产品等含嘌呤较多的食物，就会导致尿酸增多，从而促使草酸盐沉淀，也易形成结石。而蛋白质过量，会使肾脏和尿液中钙、草酸和尿酸的成分升高而形成结石。过多食用高糖食物，会加速草酸钙的形成，进而形成草酸钙结石。另外，脂肪过量会导致体内脂肪增多，对草酸盐的吸收也增多，从而形成结石。

总之，预防肾结石，应养成良好的饮食习惯，不仅要注意营养，也要强调均衡。

❤ 慢性肾衰竭者宜食低磷食物

肾衰竭早期患者，身体还能够维持磷的平衡，但随着患病时间的加长，往往会使体内磷失衡。肾脏如果不能维持磷的平衡，很有可能引发体内血磷升高。而早期高血磷会导致低血钙，严重者还会导致软组织钙化、继发性甲状旁腺亢进、加重动脉粥样硬化、引发尿毒症"红眼"综合征等。另外，高血磷还会使肾间质钙磷大量堆积，进而引发肾损伤。

研究发现，当肾病患者限制磷的摄入后，肾衰竭的进程就会延缓，对病情十分有利。因此，慢性肾衰竭患者食用低磷食物可以抑制病情的加重。常见的低磷食物包括灵蜜瓜、粉皮、蜂蜜、红葡萄酒、白花菜、黄桃、李子、冬瓜、木瓜、桂花藕粉、杏、乌梅、海带、海参等，慢性肾衰竭患者应多食用。

❤ 血液透析后的饮食安排

血液透析是净化血液的一种方法，对于治疗肾病有很大的帮助。做过血液透析的肾病患者，在饮食上应更加慎重。

首先，患者应该减少对钾、磷、钠等元素的摄取。钾离子摄取太多会使患者出现心律不齐、心脏衰竭等症状；摄入太多的磷，会导致高血磷症，引发患者皮肤瘙痒、甲状腺亢进等。而钠离子主要存在于盐中，如果摄入过多，会加重肾脏的负担。所以，肾病患者应严格控制这些微量元素摄入量。

其次，患者在做血液透析时，会损耗大量的蛋白质。故应选用鸡蛋、牛奶、瘦肉等含优质蛋白质的食物进行食补。还需要注意的是，肾病患者往往会出现尿量减少的情况，体内的多余水分只能靠透析移除。因此，患者应控制饮水，饮料、茶等饮品不应多喝。做过血液透析的肾病患者，应避免吃油炸食物，以免血脂升高。还要多食用高纤维食物，帮助消化，防治便泌。

❤ 肾病患者如何食用蛋白质类食物

虽然肾病患者适合低蛋白饮食，但不表示肾病患者就不可以食用高蛋白食物。适量食用不但不会伤及肾脏，反而对患者身体有益。值得注意的是，食用高蛋白食物时，切记不可大口食用，应细嚼慢咽，并少食。

日常生活中，泥鳅、黄鳝、虾、蟹等常见的水产品都是高蛋白食物。泥鳅中含丰富的蛋白质、氨基酸、赖氨酸、维生素、钙等营养元素，具有补中益气，补肾解毒的作用。泥鳅中脂肪和胆固醇的含量很少，并且含有不饱和脂肪酸，尤其适合肾病并发高血压、糖尿病患者食用。

另外，过敏性体质或是伴有过敏性紫癜的肾病患者应忌食这类食物。如果过量食用，有可能会导致异性蛋白过敏。并发高尿酸血症的肾病患者，也应忌食此类食物，以免加重病情。

部分慢性肾病患者在对蛋白质的认识上存在两种误区。一种是"无蛋白"误区，另一种是"多蛋白"误区。

所谓"无蛋白"误区，就是患者知道自身的病情后，开始控制蛋白质的摄入量，把要求低蛋白饮食，误认为是应无蛋白饮食，平时基本不食用含蛋白质的食物。长此以往，不仅自身病情没有好转，反而导致营养不良，机体免疫力下降，而发生其他疾病。"多蛋白"误区，就是患者认为慢性肾病会导致尿蛋白的大量流失，因而过量补充高蛋白。结果只会使受损的肾脏负担更重。所以，"无蛋白"和"多蛋白"的极端选择都是不正确的。慢性肾病患者正确的蛋白饮食应是：选择优质的低蛋白饮食，减少植物蛋白的摄入，适当补充牛奶、鸡蛋等富含氨基酸和优质蛋白的食物，这样才会对病情有利。

❤ 延缓肾衰多食氨基酸

氨基酸是含有氨基和羧基的有机化合物的通称，是构成蛋白质的基本物质。

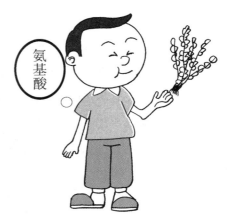

我们知道如果人体内蛋白质存储过量，会加重肾脏的负担。因此，肾病患者拒绝食用或很少食用含蛋白质食物。其实，这是不科学的。低蛋白饮食确实对肾病患者有利，但长期的低蛋白饮食或无蛋白饮食会造成身体的营养不良，免疫力下降，同时也会增加罹患其他疾病的概率。所以，在采用低蛋白饮食方法调节身体的同时，也应补充足够的氨基酸，帮助维持身体健康，延缓肾衰竭的速度。

❤ 需要忌口的肾病患者

中医治疗各种疾病时，有"忌口"一说。主要是让患者根据自己的病情，适时忌口，利于病情的恢复，同时也能防止病从口入。当然，不同的患者，所忌之物也各不相同。

对于肾病患者来说，戒烟戒酒是当务之急。烟酒会加重肾脏负担，影响病情恢复。而急性肾炎患者，大多为实证、热证，因此，忌温补食物。阳气虚症状的慢性肾炎患者，应忌生冷寒凉食物。如果肾病患者出现脾胃失调、胃胀气、消化不良时，应忌食油腻难消化的食物。慢性肾功能障碍患者，忌食蚕豆、豆腐、豌豆、豆皮等豆类蔬菜或豆制品。尿酸性患者，忌鱼、肉、动物内脏等高嘌呤食物。若患者出现高血脂症状，忌胆固醇食物。过敏体质患者，忌过敏原食物。

另外，不卫生、来路不明的食物及可诱发其他疾病的食物，肾病患者也应有选择的忌口。

♥ 黑色食物并不一定补肾

中医的确有"黑色入肾"的理论，但不能理解为所有黑色食物都对肾脏有好处，以及食用黑色的食物就一定能补肾，这些说法都是缺乏科学依据的。事实上，中医通常所指的肾，和西医所指的肾不完全对应，不能把中医理论加之于西医身上。

黑豆是黑色食物，同时也是豆类食物。患有急性肾炎、肾功能低下的患者都应少食。因为这部分患者肾脏排泄蛋白质废物的能力受损，如果再食用黑豆等黑色食物，就会加重肾脏的负担。

♥ 肾虚患者应谨慎补骨

中医认为，骨骼健康与肾脏的健康息息相关，并且有"肾主骨，生髓"之说。也就是说，肾虚的人，骨骼也会相对脆弱。

骨质疏松症是一种常见的骨骼疾病，是体内钙过量流失所致。因此，预防骨质疏松症，补钙是关键。但是补钙之前，应先了解钙与肾的关系，以防补骨不成，反伤肾。如果身体含钙量过多，就会生成含钙的废弃物，如果肾脏不能及时将其排出，就会形成结石。因此，补骨护肾同样重要。另外补钙也应适量。

俗话说，"缺什么补什么。"当然，缺骨也可以补骨。动物的骨头中含有大量的钙，可以补充人体所需钙质。但是动物骨头中的钙，很难溶于水，所以，在食用骨头的时候，应提前把骨头敲碎，慢火熬炖，方可使骨头中的营养完全被释放。

❤ 肾病患者能吃蛇胆、草鱼胆吗

所有的蛇胆都可以入药，其中眼镜蛇、金环蛇、银环蛇等剧毒蛇胆更是药中圣品，多具有清目解毒的功效，同时对免疫系统、内分泌系统、神经系统等具有保养调节作用。但是，蛇胆胆汁中含有许多由肾脏排出的有毒物质，会加重肾脏的排毒压力。因此肾病患者应慎食蛇胆。

草鱼是比较常见的一种鱼，但是切记不可盲目用草鱼胆。草鱼胆虽然具有降压、祛痰、止咳等功效，但同时它也是一种有毒物质，如果食用不当很容易引发急性肾衰竭。

因此，我们既要认识蛇胆、草鱼胆的药用价值，又要了解其含有毒素的另一面。如果需要食用这些食物，必须看它们是否已经祛毒，并在医生的指导下食用。

❤ 补肾不宜多吃动物肾脏

许多男性，喜欢吃动物的肾脏，他们认为动物肾脏可以帮助补肾壮阳。加之动物的肾脏确实美味，且以稀为贵，于是便经常食用动物肾脏。事实上，动物肾脏食用过量，也会对人体造成伤害。

动物肾脏中大多含有锌，足够的锌能保证男性性功能正常和生殖能力健康。但锌食用过量，就会影响其他矿物质的吸收，并使它们不能发挥正常作用，进而影响肾脏正常运作。另外，动物肾脏还含有重金属镉、铅等，这些物质会使男性精子质量下降，从而影响生育。动物肾脏中脂肪和胆固醇的含量也比较高，食用过多会加重肾脏的负担。

♥ 肾病患者能喝牛奶吗

　　肾病很容易导致肾功能不全，从而影响肾脏正常排泄蛋白质代谢废物，蛋白质的摄入量应和肾脏的排泄能力成正比，才不会加重肾脏负担。因此，肾病患者应适当摄入蛋白质，以免加重肾脏负担。

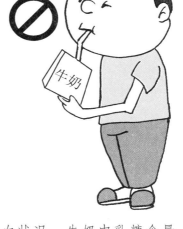

　　牛奶中含有大量的优质蛋白，能补充人体所需。牛奶中所含的氨基酸种类比较齐全，有利于人体的吸收和利用。牛奶中的钙磷比例得当，能够帮助患者改善钙磷失调的状况。

　　肾病患者可适量饮用牛奶，因为牛奶含脂肪较少，可避免高脂血状况。牛奶中乳糖含量不高，但却可以有效地调节胃肠消化，促进钙的吸收，且不会使血糖升高。另外，牛奶具有美容的功效，可以改善因疾病引起的皮肤干涩、暗淡无光、头发枯黄等。

♥ 保护肾脏多喝白开水

　　肾脏具有排泄废物，新陈代谢，调节人体内水分、电解质和酸碱平衡，分泌内分泌激素等功能。绝大部分的代谢产物都是由肾脏排出体外的。这些废物的排出，必须靠充足的水分辅助。这是因为，水进入人体后会随血液遍布全身，并且带走各器官中的废物，经肾脏过滤，就可排出体外了。

多喝水不仅可以帮助肾脏工作，同时也可以淡化尿液中有害物质的浓度，从而减少有害物质对肾脏的损害，更好地保护肾脏。另外，人体的大多废物都是以尿的形式排出体外的，如果在身体中储存时间过长，这些毒素就会侵蚀废物必经的肾脏、膀胱等，从而引发炎症。因此，人们必须经常喝水，避免长时间憋尿。

♥ 肾病患者如何食用调味品

人生不可无味，饮食更是如此。烹制食物时，如果加入葱、姜、蒜等调味料，不仅使食物变得更美味，同时也对身体有一定的保健作用。

葱，具有发汗解表，杀菌解毒的功效，可治疗轻微的腹痛、感冒和小便不利。葱能促进消化液的分泌，肾病患者适当食用，可减轻食欲不振的症状。姜，能有效地抑制体内的过氧化脂质，帮助患者降血脂，还对血管和肾脏，具体一定程度的保护作用。蒜，具有杀菌、降血脂的作用。

醋是人们生活中不可缺少的调味品。乙酸是醋的主要成分，乙酸入胃，可促进胃液的分泌，促进肠胃运动，从而使食欲增加。醋中也含有维生素、蛋白质、糖类、钙、磷等，具有软化血管，调节血液酸碱平衡的作用。在一定程度上，醋还可以增强肾功能。

　　许多慢性肾炎患者会出现食欲不振的情况，此时如果适当的食用一点儿醋，不仅可以增进食欲，而且可以弥补低盐饮食的无味。但食醋也需注意，要避免与患者所用的药物相克。对醋过敏或胃酸过多的患者也要避免食醋。

　　所以，凡事皆有利弊，调味品虽然能够增加食欲，但多数调味品对咽喉具有刺激性，还会加重肾脏的负担，因此，肾病患者应适量食用。

❤ 肾病患者如何吃盐

　　盐是百味之首。氯化钠是盐的主要成分，又是维持人体渗透压的重要成分，其中钠离子也会参与调节人体的酸碱平衡。盐具有调味和中，益肾润泽的作用。如果食盐过少，就会出现乏力、食欲不振、眩晕等症状。但是慢性肾病患者的食盐量是有限制的，过量食盐就会加重肾脏负担。低盐饮食对肾病患者才有利。

　　肾病患者可以采取一些技巧，既能饱口腹之欲，又能做到低盐饮食。患者早餐可以喝粥、喝奶，不食盐，中餐晚餐如果要食盐，可以选择把盐放在盘子里，沾着吃，烹饪食物不需放盐，也可以用酱油等调味品代替。另外，患者应忌食腌制品，鸡精味精也应少食。

　　肾病患者都被要求低盐饮食，急性肾炎患者也不例外。急性肾炎患者如果出现严重水肿、少尿、严重高血压、心力衰竭等症状时，更应忌盐。因为此时患者肾脏功能严重受损，水、钠调节失衡，如果再食用盐，就会加重病情，给身体带来不良后果。

这类患者的饮食中应不加盐和酱油。小苏打或是碱做的馒头、点心等也不能食用。切记不可食用"代盐"，因为"代盐"的主要成分是钾盐，如果食用，可能引发高钾血症，将会危及生命。

❤ 肾病患者能喝啤酒吗

啤酒是经过发酵的含二氧化碳的低酒精度酒。啤酒中富含氨基酸、维生素、矿物质等营养元素，适量饮用啤酒对身体有益。啤酒中所含的乙醇和啤酒花等物质，能增强尿液的离析作用，有效地抑制尿液中的钙分离，进而可以预防肾结石的形成。肾病患者可适当饮用啤酒，帮助预防肾结石的形成。另外，适量饮用啤酒，还具有解暑、助消化、保护血管、强壮骨骼的作用。

总之，饮用啤酒应适量，过量易伤身。夏季人们比较喜欢饮用冰镇啤酒，对于肾病患者来说，这种饮食习惯是不可取的。因为冰镇啤酒含嘌呤成分比较高，会生成尿酸，加速肾结石的形成。

❤ 适当饮用葡萄酒可防治肾结石

研究发现，葡萄酒中含有糖、酚类、氨基酸、无机盐、维生素、矿物质等营养物质，具有疏通经络、活血化瘀的功效，可以提高血液中高密度脂蛋白胆固醇的含量。葡萄酒中的酚类物质具有消除活性氧的功能，能帮助清除血肌酐，促进血液循环，从而有效地抑制肾结石的生成。葡萄酒中的酒石酸钾、氧

化钾等物质，还可维持身体水
分平衡，利尿防水肿。

防治肾结石，可适当饮用
葡萄酒。虽然葡萄酒的酒精度
数很低，但也不应过量，否则
会加重肾脏的负担。另外，葡
萄酒还具有美容养颜、减肥，
帮助消化，增进食欲的作用，
是有益于身体健康的佳品。

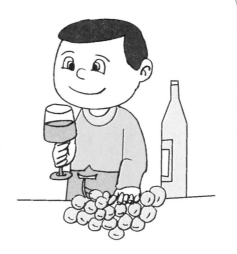

♥ 柳橙汁可分担肾脏负担

柳橙，也称印子柑，主要产于广东、福建等南方地区。
果实呈圆形或椭圆形，肉软味美。柳橙中含有丰富的膳食纤
维、维生素C、糖、苹果酸等营养元素。其中膳食纤维可以帮
助人体排便，一定程度上分担了肾脏的负担，抵御了肾结石
的形成。饮用柳橙汁，不仅能从中吸收各种营养物质，而且
可以帮助肾脏排毒。

另外，柳橙中含有柠檬酸，适当食用可减缓肾结石的形
成，所以可适当饮用柳橙汁以分担肾脏负担。

♥ 肾病患者应少喝咖啡

咖啡是一种具有提神作用的日常饮品，含有大量的咖啡
因。咖啡因具有很强烈的苦味，能刺激大脑中枢神经、消化
系统、心脏等。适量的咖啡因，能够促进消化液分泌，减轻

肌肉疲劳，改善肾脏功能。但过量就会导致咖啡因中毒，增加肾脏负担。另外，体内的镁和柠檬酸盐能预防肾结石的形成，如果过量饮用咖啡就会导致这些物质被排出体外，使尿液中钙增多，形成肾结石的概率也就相应增加了。

虽然咖啡能降低癌症的发病率，但也不能过量饮用，以防肾结石的形成。因此，应适量饮用咖啡，每天的饮用量不宜超过两杯。而且，在喝过咖啡之后，可以再喝一些柠檬饮料或水，帮助预防肾结石。

❤ 空腹不宜喝茶

绿茶是我国的主要茶类，产于广东、浙江等南方地区，最大特点是汤清叶绿。由于绿茶未经发酵，所以鲜茶叶内的大多数天然物质都被保存下来了。因此，绿茶具有防衰老、抗癌、杀菌、降血脂、瘦身美白等功效。

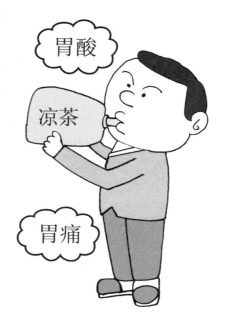

饮用绿茶有利于人体健康，但是切记不可空腹饮绿茶。绿茶中的天然物质，在空腹时进入人体，就会给人体造成伤害。茶中的一些活性物质会与胃中的蛋白质结合，会刺激胃，使胃"工作懈怠"，从而加重肾脏的负担。空腹喝茶，容易使茶里的物质被人体过量吸收，尤其是咖啡碱和氟。咖啡碱过量，就会出现头昏、心慌、四肢无力、精神恍惚等症状，此时，应食用一些糖缓解身体不适；氟过量，会在体内积聚，影响肾功能正常运作。

另外，凉茶是将药性寒凉或能解体热的中草药用水煎所制成的饮品。夏季能帮助解暑，冬季能治疗咽喉肿痛等症状。凉茶所用药物一般都具有清热解毒、提高免疫力、抵抗细菌病毒感染等功效。喝凉茶对身体的益处很多，但也存在弊端，凉茶可以喝，但应适量。如果经常饮用，就会伤及脾肾之阳，同时也会加重肾脏负担。"脾肾之阳，是人体活动之本。"损伤过大，后果不堪设想。

而且，如果空腹喝凉茶，就会冲淡胃液，导致胃痛，从而加重肾脏负担。凉茶具有利尿作用，故睡前不宜喝凉茶。经期女性、老人、小孩身体比较虚弱，忌喝凉茶。特别是处于生长发育中的儿童，经常饮用苦寒的凉茶，会造成脾肾功能失调，影响发育。

❤ 饮料饮用不当易伤肾

饮料如果饮用不当，也会伤肾。部分饮料中含有锗，会对肾脏产生不良影响，严重者会导致急性肾衰竭。迄今，没有发现证明锗是人体所必需的微量元素，而且对人体的益处并没有得到广泛的确证。因此，就目前的研究结果来说，含锗饮品的弊大于利。

也有一部分人，会把酒与饮料混合饮用，他们认为这样饮的口感比较好。殊不知这样会使身体放松对酒精的警惕，极易导致酒精过量，伤及肾脏。还有的人会选择在过度疲劳时喝功能饮料，刺激身体，提神，其实这也不是明智之举。过度劳累，就会使身体脱水，肾脏的血液灌注下降，此时如果喝饮料，会使血浆渗透压改变，从而损伤肾脏。

❤ 补肾养身的养肾茶

人们可以饮用养肾健身茶辅助治疗高血压肾病。菊花茶具有清热解毒的功效，可以帮助肾脏排毒，加入金银花、甘草制茶效果更佳。玉米须对治疗高血压和肾病水肿具有很好的疗效，可以自制玉米须茶饮用。山楂具有开胃助消化、降血糖血压的作用，可以用新鲜的山楂泡茶饮用。另外，莲子心茶、决明子茶、槐花茶等，都可帮助高血压肾病患者补肾养身。

需要注意的是，养肾茶制作简单，但应保证质量。在制作过程中，须去掉杂质。对于药效不太了解的中药，应咨询专业医生后再行制茶。

二、面对美食，是吃还是不吃

很多上班族因为工作的原因，午饭匆匆解决，等到晚上和周末的时候，就会大吃一顿。孰不知，这些行为是健康的大敌，尤其容易损害肾脏的健康。本节将重点讲述各种美食对肾脏的影响，让您避开伤肾食物，吃出健康来。

♥ 女性肾虚患者如何吃

女性一旦肾虚，体质就会很差。为更快摆脱肾虚的困扰，患者在配合医生治疗的同时，可采取一些食疗方法补肾。

芹菜蛋羹。将芹菜去叶，洗净，切断，放入锅中水煮，开锅加入少许面粉和一碗肉汤，最后加入一个蛋黄，熬稠即可。热饮，早晚各一次，效果最佳。

蜂蜜果丁。将核桃仁捣碎，与无花果、杏干、葡萄干混合，加入蜂蜜调和即可。可干食或加水冲食。

葡萄人参补酒。在白葡萄酒里加入桂皮、人参，密封浸泡20天后即可开启饮用。每日只需一杯，但要持之以恒。

豆蔻奶汁。芹菜青葱，择好洗净，切丝，与四杯酸奶混合，加适量豆蔻肉末和盐，搅拌均匀即可。可放入冰箱冷藏，每日清晨饮用半杯。

❤ 什么是"五行人"补肾食疗法

中医根据人体特点，把人分为金、木、水、火、土五行人。

金行人，争强好胜，废寝忘食，易导致呼吸、消化及生殖泌尿系统的慢性病变，应多食沙参、牛肉、蜂蜜、枸杞子、百合、黑木耳等，有利于补肾养阴、疏肝健脾。"枸杞百合糯米粥"做法简单，且经济实惠。将枸杞百合择好洗净，糯米洗净，加适量水放入砂锅中，再加入枸杞百合，一起熬制，待熬熟可加入红枣。

木行人易患腰肌劳损、神经衰弱、胃病、肝胆疾病等，可食用牛肉、羊肉、酸枣仁、冬虫夏草等养肝健胃，"熟地黄黄精陈皮粥"是一道很好的营养药膳。将熟地黄、黄精、陈皮、粳米洗净之后放入砂锅中，加适量水，用大火煮沸，再用小火熬至黏稠即可。

水行人易患糖尿病、阴虚火旺、肝炎、肾炎等症，应多食糯米、核桃、莲子、茴香等，可温肾养肝。适合水形人的药膳为"杜仲牛膝汤"。将牛膝、杜仲洗净入锅，加适量水熬成汁，去渣留汁。鸡翅膀洗净后剁成块，和葱、生姜一起放入砂锅中，加适量水、米酒熬制，熬熟后加入牛膝杜仲汁，再煮开加盐即可。

火行人的体质偏于阴虚火旺，易患高血压、心脏病、脑溢血、脑血栓等，可多食酸枣仁、麦冬、芝麻等，益气养阴。可选择制作简单的"酸枣仁粥"补肾。将酸枣仁、枸杞子、粳米洗净，放入砂锅，加适量水，熬至黏稠状，再加入冰糖即可。

土行人易患高血压、高血脂、糖尿病、冠心病等，应多食羊肉、牛肉、腰果、栗子等，补肾益气。"大枣羊骨汤"滋补效果很好。将羊胫骨洗净剁碎，与大枣、生姜、葱一起放入砂锅中，加适量水，熬炖。最后加入盐、味精即可。

❤ 治疗水肿的黑豆

黑豆又名乌豆，味甘性平，入脾经、肾经，具有高蛋白、低热量的特性。具有祛风除热、调中下气、解毒利尿、补肾养血之功能。传统中医学认为，黑豆有助于抗衰老，含较丰富的蛋白质、脂肪、碳水化合物等营养物质，黑豆还有益于治疗水肿，是强壮滋补的食品。

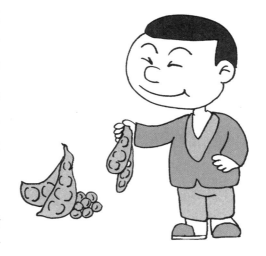

"黑豆乃肾之谷"黑色属水，水走肾，所以肾虚的人食用黑豆可以祛风除热、调中下气、解毒利尿，可以有效地缓解尿频、腰酸、女性白带异常及下腹部阴冷等症状。

黑豆对健康虽有如此多的功效，但不适宜生吃，尤其是肠胃不好的人会出现胀气现象，但加热之后，部分营养成分又会被高温分解掉。建议黑豆做豆浆食用，可补充体内所需的微量元素。

❤ 补肝肾的黑芝麻

《本草纲目》称，服用黑芝麻一年身面光泽，两年白发返黑，三年齿落更生。中医学认为，黑芝麻能益肝、补肾、养血、润燥、乌发、美容，是极佳的美容食品。

黑芝麻为胡麻科脂麻的黑色种子，含有大量的脂肪和蛋白质，还有糖类、维生素A、维生素E、卵磷脂、钙、铁、铬等成分。气微，味甘，有油香气。

黑芝麻含有的多种人体必需氨基酸，能加速人体的代谢功能，是消除血管胆固醇的重要成分。

中医认为，黑芝麻具有补肝肾、润五脏、益气力、长肌肉、填脑髓的作用，可用于治疗肝肾精血不足所致的眩晕、须发早白、脱发、腰膝酸软、四肢乏力、步履艰难、五脏虚损、皮燥发枯、肠燥便秘等病症，在乌发养颜方面的功效，更是有口皆碑。

黑芝麻椹糊：黑芝麻、桑椹各50克，大米25克，白糖5克。将大米、黑芝麻、桑椹分别洗净，同放入石钵中捣烂，砂锅内放清水3碗，煮沸后放入白糖，再将捣烂的米浆缓缓调入，煮成糊状即可。此糊补肝肾、润五脏、祛风湿、清虚火，常服可治病后虚羸、须发早白、虚风眩晕等症。

❤ 营养丰富的黑米

黑米是一种药、食兼用的大米，属于糯米类。黑米外表墨黑，营养丰富，有"黑珍珠"和"米中之王"的美誉。用黑米熬制的米粥清香油亮，软糯适口，营养丰富，具有很好的滋补作用，因此被称为"补血米""长寿米"等；中国民间有"逢黑必补"之说。

现代医学证实，黑米具有滋阴补肾，健脾暖肝、补益脾胃，益气活血，养肝明目等疗效。经常食用黑米，有利于防治头昏、目眩、贫血、白发、眼疾、腰膝酸软、肺燥咳嗽、大便秘结、小便不利、肾虚水肿、食欲不振、脾胃虚弱等症。由于黑米所含营养成分多聚集在黑色皮层，故不宜精加工，以食用糙米或标准三等米为宜，具有较强的保健功能。

研究发现，黑米中含18种氨基酸及硒、铁、锌等微量元素，营养价值极高。而且，黑米对补血、止痛、治疗内外伤均有一定功效。产妇多吃黑米食品，身体可早日恢复；跌打、骨折者多吃黑米食品或将黑米捣烂外敷，可加快治愈，且辅助治疗风湿性关节炎。

不过，需要注意的是，黑米粥若不煮烂，不仅营养素不能溶出，而且多食后易引起急性肠胃炎，对消化功能较弱的孩子和老弱病者更是如此。因此，消化不良的人不要吃未煮烂的黑米。病后消化能力弱的人不宜急于吃黑米，可吃些紫米来调养。

♥ 常吃快餐易伤肾

快餐因自身方便快捷的优点，深受大众喜爱。事实上，快餐虽然快捷便利，但营养价值却不高。近年来，由于过度食用快餐而引发肾脏疾病的现象日益增多，严重损害了人们的身体健康。

快餐一般都是高油脂、高糖分、高盐、使用大量调味品、低纤维且含人工添加剂的食物。其中，高糖、高脂肪、高盐，会加重肾脏负担，引发糖尿病、高血压、高血脂等疾病；低纤维食物不利于消化。而食用调味品过多，会使肾脏及脾胃受损。另外，快餐中有很多人工添加剂，会对人体健康造成损害。

人们为节约时间而选择快餐，在进食过程中又狼吞虎咽，很容易伤害到肾脏。因此，应避免过多食用快餐。

❤ 肾病患者如何吃糕点

串门送糕点，是中国的老传统。但现代人送礼，讲究要送到别人的心坎里。如果亲戚朋友中有肾炎患者，那么送糕点就需要动点脑筋了。什么样的糕点才适合肾炎患者呢？

其实，为肾炎患者选糕点，也是有小窍门的：如果肾炎患者肾功能正常，没有出现水肿、高血压，尿蛋白也基本正常，就可食用与正常人一样的糕点；有明显水肿和高血压的患者，应选用低盐、低脂的糕点；肾功能不全的患者，应选用精细面粉所制的糕点，不应选用粗粮所制的糕点，如茯苓饼、五白糕、桑葚蛋糕等都是不错的选择。

❤ 火锅不宜常吃

凡事都是过犹不及，吃火锅也不例外。冬季严寒，大多数人都喜欢吃火锅。一方面可以帮助身体抵御严寒；另一方面，一群人围在一起，边吃边聊，甚是开心。但常吃火锅会损害肾脏。

涮锅中的食物，如豆类、动物内脏等都属于高嘌呤食物，食用过多，会对肾脏产生不良影响。其中的一些肉类都是高脂肪、高热量、高蛋白质的食物，食用过多，会加重肾脏负担。另外，吃火锅

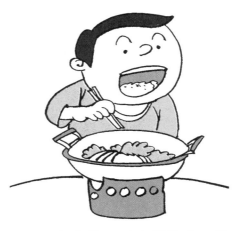

时难免要喝酒助兴，饮酒过量，也会伤肾。而边涮边吃，很容易过量，加重脾胃负担，肾脏也会受牵连。

❤ 肾病患者如何吃粽子

市面上的粽子，大多用糯米、花生、五花肉、大枣、栗子等高脂肪、高磷、高钠的食物包制而成。因此，肾病患者应避免多食。

现在，市场上有一种低磷、低钠、低热量的粽子，很适合肾病患者食用。这种粽子，主要是用益肾的食材包制而成。主要原料有长糯米、梅花肉、香菇、红葱头、燕麦、金钩（即虾仁）、薏苡仁等，做法与其他粽子一样，不但味美，而且符合肾病患者的营养需求，肾病患者可以放心食用，但也要适量。

❤ 补肾佳品——驴肉

俗话说得好，"天上龙肉，地上驴肉"。的确，驴肉

是肉中之美味。不仅口感很好，且营养价值高。驴肉中含色氨酸、赖氨酸、不饱和脂肪酸、脂肪、蛋白质、糖类膳食纤维、尼克酸、钙、磷等营养元素，性凉，味甘，具有补肾养血、滋阴壮阳、补血益气、强筋壮骨的功效。

驴肉是一种高蛋白、低脂肪、低胆固醇食物，也是补肾佳品。因此，适当食用驴肉，不仅可以享受美食，而且可以补肾强身，何乐而不为呢？另外，驴肉对高血压、动脉硬化、冠心病等患者都有很好的食疗作用，有上述病症的肾病患者更宜食用，但腹泻、慢性肠炎者忌食。

❤ 美味又补肾的鸭肉

鸭肉是比较常用的一种肉，也是一种优良补品。鸭肉富含蛋白质、糖、脂肪、维生素B_1、钙、铁等营养元素，具有补虚滋阴、补血养肾、清热健脾的功效。自古即有鸭肉"填骨髓、长肌肉、生津血、补五脏"的说法。

在此介绍一种清热养阴的鸭肉类食品做法。选瘦鸭一只，清理干净，切块，去头，将荸荠去皮切块，海带清理干净，将鸭块放入砂锅中炖，八分熟后放入海带和荸荠，捞去浮油，加入适当调料，再慢火熬10分钟即可。此菜品对阳热亢盛、阴液亏虚的患者，更为有益。

❤ 肾病患者能吃肉类吗

肾病患者都会出现白蛋白减少的症状，原因在于，大量的蛋白由尿中排出，导致血液中的白蛋白逐渐减少，最终低过正常标准。因此，患者应适当进食优质低蛋白食物，降低血压血脂，保护肾脏。

低蛋白饮食并不代表患者必须戒食肉类。肉类是高蛋白食物，适量摄取，可维持人体营养均衡，且不会对肾脏造成伤害。

可见，低蛋白饮食，并不代表蛋白质的摄入越低越好，如果摄入过少，也会导致营养不良，抵抗力下降。适当食用肉类、鸡蛋、牛奶等高蛋白食物，对肾病患者是有益的。

❤ 肾病患者不宜多吃鸡肉

鸡肉是餐桌上的"座上客"，味美营养又滋补，尤其是乌鸡、火鸡等更是走亲访友的好礼品。鸡肉具有补肾益气、补精填髓的作用，能有效改善虚弱体质。男性如果肾精不足，出现尿频、精少精冷等症状，可食用鸡肉补养身体。鸡肉中含有大量牛磺酸，不仅可以增强免疫力，而且助消化，有解毒的功效。但是，并不是所有的人都适合吃鸡肉补身体，如肾

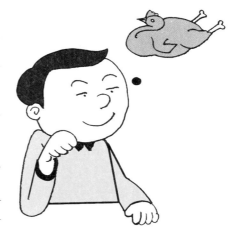

病患者就不宜多食鸡肉。鸡肉中含丰富的蛋白质，肾病患者食用过量，会加重肾脏负担。

另外，不管是健康人还是肾病患者都应谨慎选购鸡肉。众所周知，现在，纯天然的鸡鸭越来越少了，人们所食用的鸡、鸭大多是人工饲养的。而人工饲养所使用的一些饲料、

禽药，大都含有激素，会使动物因非正常生长而产生一些疾病。饲养动物的水质和大环境也很关键，如果受到污染，会影响动物的健康。

研究发现，很多鸡、鸭的肝脏均已发生病变，严重的已发展成肿瘤。人们食用后就有可能受感染，加重肾脏的排毒负担。另外，在选购鸡、鸭时，最好买活的自己回家宰杀，商贩所用的宰杀工具一般都不会消毒，可能会感染病毒。

❤ 补肾美食芋头煲白鹅肉

芋头煲白鹅肉具有补虚益气、和胃生津的功效，慢性肾炎及阳痿早泄、性功能低下、不孕不育等患者均可食用。但食用芋头前后应避免吃香蕉，以免两者相克。

准备鹅1只，芋头400克，辣椒、豆豉、葱、姜、蒜及其他调味品适量。将鹅拔毛，剖腹除去内脏杂质，清洗干净，将豆豉、姜等用酱油调成糊状填入鹅腹中。

芋头洗净，上蒸锅蒸熟，取出凉凉备用。鹅肉上锅蒸2~3个小时取出备用。炒锅上火，加入少量清水，滚开后将蚝油、酱油等调味品倒入，勾芡粉收汁。将芋头及鸭肉一同放入汤锅中煮10~20分钟，再倒入芡汁即可。

❤ 肾阳虚患者宜吃羊肉

羊肉肉质细嫩，含有丰富的蛋白质和维生素。具有补血益气、温中暖肾、开胃健脾等功效，可以说是补肾佳品。冬日严寒，食用羊肉可促进血液循环，增强人体御寒能力，提高免疫力。羊肉的做法多种多样，煎、炸、炖、煮、熬、焖都可。最受青睐的是羊汤，不仅味美，并且补肾防寒。

尤其是肾阳虚的患者，适合多食羊肉。因为，肾阳虚患者多数畏冷体虚、中气不足，多食羊肉可适当改善体虚症状。但是，羊肉属于热性食物，食用过多容易上火，特别是阴虚火旺、易口干、发热等患者，应慎食，否则会加重病情。

❤ 麻雀虽小全身是宝

麻雀也称家雀、琉麻雀，是一种常见的鸟类，营养价值很高。麻雀肉中含有蛋白质、脂肪、无机盐、维生素等营养物质，具有壮阳益精的作用，可治疗肾阳虚所引发的腰膝酸软、阳痿、尿频，还可补五脏之气。麻雀肉性热，患有热证、炎症者不宜食用。

麻雀虽小，但全身都是宝。尤其对肾脏有很好的补益作用。其中，雀脑能补肾利耳，可治男子阳痿、遗精。麻雀蛋含有丰富的卵磷脂、脑磷脂、蛋白质、钙、铁、维生素A、维生素D等，性温，具有滋精补血、壮阳固肾及美容养颜的功效，但阳盛阴虚者不宜食用。

雀肉粟米粥，做法简单又大补。首先将麻雀去内脏洗净，热锅下油，翻炒至八成熟时，加水下米，米熟后，加入适量米酒、葱、盐、花椒，小火熬稠即可。

❤ 治疗肾虚的美味海参

海参是一种深海软体动物，同人参、燕窝等都是上等美食。海参不仅是美食珍品，同时也是名贵的药材。其味甘咸，有很强的滋补作用，可补肾壮阳、益精养血，对女性有调经养胎的功效。

　　男性食用海参，可防治肾虚。那么如何选择海参呢？方法很简单。品质好的海参，一般肉质较厚，形体较大，体内没有沙粒。食用干品海参，必须用水浸泡，待比较有质感时，去内脏洗净，就可以烹制了。需要注意的是，泡发海参的器皿，必须保持清洁，否则容易使海参腐烂。

❤ 多吃墨鱼好处多

　　墨鱼又称乌贼鱼、花枝目鱼等，不仅味美，还可入药。墨鱼富含蛋白质、脂肪、糖类、钙、铁等，具有养血滋阴、益胃补肾、祛淤止痛的作用。女性食用墨鱼，可以改善月经失调、血虚闭经、腰酸肢麻等症状。男性食用墨鱼，可补肾填精，改善遗精、滑精症状。

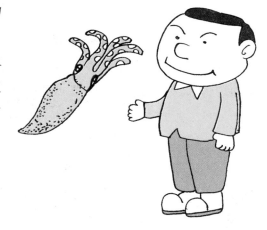

　　女性经常食用补骨脂墨鱼汤，可改善闭经、月经失调、阴虚血亏的症状。其做法是将墨鱼洗净后去内脏，再洗净切丝，把海螵鞘和补骨脂加水熬制成汁，去渣留汁，再放入墨鱼丝，煮开后放入适量盐、味精、葱、姜，小火再熬一分钟即可。

另外，食用墨鱼应慎重。墨鱼与茄子相克，不能同食。脾胃虚寒者，不能多食墨鱼。高血压、高胆固醇血症、糖尿病、湿疹、痛风等患者，应忌食墨鱼。

❤ 肾病患者能吃牡蛎吗

牡蛎是一种海洋双壳软体动物，也称蛎蛤。牡蛎性微寒，味咸，具有调中益气、养血活血、滋阴潜阳、镇惊安神的功效。牡蛎中含有丰富的蛋白质、脂肪、维生素A、烟酸、钠、钙、铁、硒等。牡蛎是含锌量最多的海产品之一，男性常食具有提高性能力，治疗肾虚阳痿、遗精、虚乏的功效。另外，食用牡蛎还具有美容养颜、延缓衰老的作用。

牡蛎天麻钩藤汤是一个适合肾病患者的食疗方。需要的材料有牡蛎、猪骨、天麻、钩藤、苦瓜。其做法是先将牡蛎去壳取肉，猪骨敲碎，苦瓜切块，将所有材质均放入砂锅中，放入适量调料与清水，煲汤100分钟，即可食用。肾病患者应注意牡蛎与啤酒、麻黄、吴茱萸、辛夷等不可同食。

❤ 预防肾癌的深海鱼

深海鱼包括三文鱼、鲭鱼、鲱鱼、老虎斑、青斑、粉斑、马加鱼、红利鱼等，经常食用可降血脂。深海鱼体内含大量鱼油，鱼油中含大量的不饱和脂肪酸和维生素D，经常食用可降低患肾癌的风险。

三文鱼是一种既漂亮又营养美味的深海鱼，其颜色越深，营养价值越高。三文鱼富含维生素、矿物质、蛋白质、氨基酸等，且是低热量、低胆固醇的深海鱼类。三文鱼中所含的不饱和脂肪酸，可调节脂蛋白胆固醇的比例，可降血脂，防治心血管疾病。鱼肝油中含有大量的维生素D，能促进人体对钙的吸收，助成长。研究表明，每周至少食用一次三文鱼或其他深海鱼，可降低患肾癌的概率。

❤ 进食甲鱼应有度

甲鱼也称鳖、团鱼等，味道鲜美，且是补中极品。甲鱼富含蛋白质、动物胶、胶蛋白、维生素、钙、碘、铁等营养元素，具有清热养阴、补肾壮阳、降低血胆固醇、预防癌症的作用。甲鱼浑身都是宝，甲鱼肉，滋阴凉血；甲鱼壳，可熬制鳖甲胶，具有滋阴补血、活血化瘀的作用。

甲鱼虽补，但食用时也需注意。慢性肾炎患者、气阴两虚者宜食甲鱼，肾病患者若患有消化系统疾病，就不宜食用，女性肾病患者孕期及产后腹泻者不宜食用。甲鱼中蛋白质、脂肪、动物胶质等含量高，人体不易吸收，因此，食用甲鱼应适量。另外，甲鱼不宜和桃子、鸭肉、黄鳝、鸡蛋、芹菜等一同食用，生甲鱼血和胆汁不能配酒饮用，否则会中毒。

❤ 肾病患者可多吃鲫鱼

鲫鱼，也称鲫皮子、肚米鱼，是人们经常食用的一种淡水鱼。鲫鱼中含优质蛋白质、脂肪、糖类、维生素、核黄素、硒、铜、钙等营养元素，适宜慢性肾炎水肿患者、肝硬化腹水者及孕妇食用。鱼肉中所含的水溶性蛋白质和蛋白酶，以及鱼油中所含的二十碳戊烯酸和维生素A，可促进血液循环，降低血液黏稠度。鲫鱼对慢性肾小球水肿、心血管疾病也有很好的食疗作用。

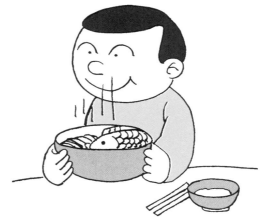

一般人都能食用鲫鱼，但感冒患者应少食或不食。肾病患者在吃鱼前后，不宜饮茶。另外，鲫鱼不能与砂糖、芥菜、大蒜、沙参、蜂蜜、鸡肉、麦冬等一起食用。

韭菜具有补肾助阳的作用，还可辅助治疗阳痿遗精、遗尿、尿血等病症，是一种适合肾虚患者食用的家常蔬菜。

韭菜鲫鱼汤可补肾养身，做法是准备鲫鱼1条，韭菜50克，调味品适量。去除鱼腹中杂物，刮鳞后洗净备用。韭菜择洗干净，切成约与鱼腹同长的数段备用。然后将韭菜塞入鲫鱼腹中，再加入盐及其他调味品，放入锅中蒸。待鱼熟透后，即可端出食用。

❤ 山药焖蟹美味又补肾

山药具有补肾、益精等功效，蟹更是滋阴清热的佳品，二者配以番茄，不仅更加味美，还使此菜滋补养颜的作用得到最大程度的发挥。

首先，取蟹500克，山药80克，番茄300克，鸡蛋2个，葱、姜、盐等调味品适量。将蟹去鳃，洗净剁成块状备用。山药刮去表皮，洗净切成薄片备用。番茄切成片备用。将鸡蛋打散，葱切段，姜切片备用。

　　炒锅上火，待油热后将葱、姜倒入煸炒，炒出香味后，分别倒入番茄、山药，待番茄出汁后，将蟹倒入，加入少量清水，焖10~20分钟即可出锅。

三、如何食用瓜果蔬菜

一般来说，食用过多的肉类会加重肾脏的负担，而瓜果蔬菜则能清理肾脏中的毒素，为肾脏带来健康。不过，是不是所有瓜果蔬菜都适合肾病患者吃呢？哪些瓜果对肾病患者有益，哪些蔬菜会损害肾脏健康呢？本节就将为您一一道来。

❤ 常食丝瓜能改善排尿状况

丝瓜，别名天络瓜、布瓜、天罗等，它的根、藤、叶、花、子、皮等均可入药。丝瓜性味甘平，富含蛋白质、脂肪、糖类、多种矿物质、多种维生素、皂苷、干扰素、丝瓜苦味质、瓜氨酸等，具有清热解毒、活血利尿、通经消肿、化痰通便的作用。丝瓜中维生素C的含量很高，可以预防坏血症和维C缺乏症。丝瓜中的某种提取物还具有抗脑炎病毒、抗过敏的作用。

食用丝瓜可有效改善肾病患者的排尿状况。但腹泻、体虚内寒的肾病患者，应少食丝瓜。另外，丝瓜不宜生食，且丝瓜是比较清淡的食物，烹制时应少油，不宜放过多调味品。

❤ 荠菜富含氨基酸

荠菜是春季常见的一种野菜，氨基酸含量居各类蔬菜之首，另含蛋白质、脂肪、糖类、维生素、胡萝卜素、矿物质等。荠菜种子中含有脂肪油、芥子油、胆碱、苦杏仁酶等。菜与种子均可入药，对急性、慢性肾炎引起的水肿、血尿有很好的疗效。荠菜还具有止血明目、清利湿热、降血压等作用。如果肾病患者出现湿热水肿、痢疾、尿蛋白增多等症状，也可食用荠菜辅助治疗。另外，荠菜对治疗肾结核也有一定的作用。

肾炎患者如果每日坚持饮用苦瓜荠菜猪肉汤，可起到滋阴润燥，清肝明目的功效。苦瓜洗净去瓤，切丁。荠菜洗净切小段。猪瘦肉切片后用料酒、盐腌制，放入锅中加水煮沸，之后加入苦瓜和荠菜，煮熟调入味精即可。

❤ 肾病患者宜食莲藕

莲藕可生食也可做菜，具有消食开胃、滋补养性、清热止泄的功效。莲叶，可入药，具有清热解毒的功效。莲子，性平，含有淀粉、β-谷甾醇、矿物质、维生素等，具有益肾固精、养心安神、补脾的功效。莲子心，是莲子种仁内的绿色胚芽，含莲心碱、异莲心碱、荷叶碱、前荷叶碱、木犀草苷、金丝桃苷、芸香苷等，具有清心去热、降压止血、防治遗精的作用。莲须，也称金樱草、莲花蕊，是睡莲科植物莲的雄蕊，具有益肾养精之功效。

莲的身上都是宝，合理利用，会有意想不到的功效。

男性可食用莲子、莲子心、莲须等补肾壮阳，如常食用莲子粥、凉拌藕片、莲子心茶等。

❤ 温肾壮阳的韭菜

韭菜是一种常见的蔬菜，也具有药用价值。韭菜，也称长生韭、扁菜、起阳草等，性温，无毒，含丰富的蛋白质、脂肪、糖类、纤维素、维生素、矿物元素等，具有补肾助阳、温中开胃的作用。夏季食用韭菜，可开胃补肾。冬季食用韭菜，可温肾壮阳。另外，研究发现，韭菜还有调血脂、防治心血管疾病的作用。中医治疗跌打损伤、反胃、肠炎、阳痿等也用韭菜入药。

韭菜炒羊肝，具有补肾壮阳、生精补血的作用。其做法很简单，将韭菜择好洗净，切段。将羊肝洗净，切片。热锅下油，葱姜爆香，之后放入羊肝翻炒，炒均匀后放入韭菜、适量盐即可。

❤ 冬瓜护肾又利尿

冬瓜，性寒，味甘，具有清热解毒、消渴解暑、润肺生津、利尿消肿、降血压、降血糖、护肾等功效。冬瓜中含有丙醇二酸，可有效防止人体内脂肪堆积，帮助肾病患者预防动脉粥样硬化、高血压等疾病。

冬瓜中所含的胡芦巴碱，能促进人体新陈代谢。冬瓜中含有鸟氨酸、天冬氨酸、谷氨酸等多种氨基酸，具有利尿消肿的作用。冬瓜中含有一定量的维生素B_1，能抑制食物中的淀粉转化为脂肪，可减轻肾病患者体内脂肪过多的负担。冬瓜中的提取物，可增加尿量，减缓肾病的病变程度，还可减少人体内血清肌酐含量，起到护肾的作用。

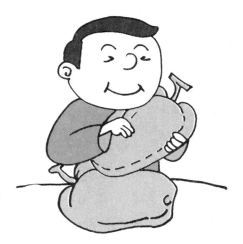

冬瓜性寒，脾胃气虚、阳虚肢冷、胃寒疼痛、久病者及痛经女性忌食。

❤ 食用莴苣有讲究

莴苣也称千金菜、石苣，含丰富的糖类、胡萝卜素、维生素、钙、磷、铁等营养物质，其中所含的钾盐，可促进水和电解质的平衡。中医学中，莴苣可利五脏、开胸膈、利气、明耳目、利小便，用于治疗胸膈烦热、咳嗽痰多、尿血、小便不利等症。莴苣的茎和叶中均含有莴苣素，味苦，可增强食欲、促进消化，减少肾脏负担，还有镇痛和催眠的作用。

肾炎患者如果并发高血压、心脏方面疾病、风湿性疾病，可食用莴苣适当改善病情。但脾胃虚寒的患者，不应过多食用或生食莴苣。

❤ 山药补肾又益精

山药，又名土薯、山芋、玉延，具有养胃健脾、滋肾益精、降低血糖、益肺止咳的功效。研究表明，山药中所含的酶类物质，可促进脾胃消化吸收。山药中的黏液蛋白质能预防动脉硬化，减少皮下脂肪堆积，软化血管。山药中所含的多巴胺能扩张血管，促进血液循环。山药中所含的皂苷，具有补肾益精之效。另外，山药还能抗肝昏迷，预防胶原病。

山药的好处很多，适合肾病患者食用。下面介绍一种可以调养气血的山药菜——山药炒鸡肝。山药、青笋去皮，洗净，切条。鸡肝洗净，切片。以上食材分别用水焯后备用。热锅放油，葱姜爆香，所有食材下锅翻炒，加适量高汤，最后淀粉勾芡即可。

❤ 清热利水的紫菜

紫菜，是在海中互生藻类的统称。紫菜属海产红藻。叶状体由包埋于薄层胶质中的一层细胞组成，深褐、红色或紫色。同时紫菜还可以入药，制成中药，具有化痰软坚、清热利水、补肾养心的功效。

紫菜性味甘咸寒，具有化痰软坚、清热利水、补肾养心的功效。用于甲状腺肿、水肿、慢性支气管炎、咳嗽、脚气、高血压等。

紫菜含有丰富的维生素和矿物质，特别是维生素。它所含的蛋白质与大豆差不多，是大米的6倍；维生素A约为牛奶的67倍，核黄素比香菇多9倍，维生素C为卷心菜的70倍。还含有胆碱、胡萝卜素、硫胺素、烟酸、碘等。我国食用紫菜已有千年以上的历史。民间常用紫菜作妇女产后催乳剂；夏天多吃紫菜有消暑热，补身体的作用。

紫菜营养丰富，含碘量很高，可用于治疗因缺碘引起的

"甲状腺肿大"，紫菜有软坚散结功能，对其他郁结积块也有用途。富含胆碱和钙、铁，能增强记忆，治疗妇幼贫血、促进骨骼、牙齿的生长和保健；含有一定量的甘露醇，可作为治疗水肿的辅助食品。紫菜的有效成分对艾氏癌的抑制率53.2%，有助于脑肿瘤、乳腺癌、甲状腺癌、恶性淋巴瘤等肿瘤的防治。

❤ 补血益气的黑木耳

黑木耳也称木耳、光木耳，性平，味甘，具有补血益气、滋阴润燥、养胃护肾等功效。黑木耳含铁量丰富，具有美容养颜、活血的作用，可预防缺铁性贫血。食用黑木耳可化解肾结石内的内源性异物。黑木耳中含有维生素K，可帮助肾病患者预防动脉粥样硬化、冠心病、血栓症等。黑木耳中所含的多糖，能增强免疫力，还有一定的抗癌作用。黑木耳中含有类核酸物质，可减少血液中的胆固醇含量。黑木耳中含有的特殊胶质，具有排毒清肠胃的作用。另外，肾病患者食用黑木耳，还能助消化、降血脂、抗辐射、延缓衰老。

肾病患者需注意，黑木耳不宜和田螺一起食用，否则不利消化。肾病患者若患痔疮，不能同食野鸡和黑木耳，否则会使痔疮出血。黑木耳不可与萝卜同食，否则会引发皮炎。

❤ 肾病患者可适当食用香菇

香菇是一种常见的食用菌，有"山珍"之称。香菇中含有人体所需的多种氨基酸，还含有丰富的钙、铁、铜、蛋白质、维生素、亚麻酸等。香菇中含有特殊的香菇多糖，是一种抗癌、抗肿瘤物质，具有降血脂、预防血管硬化的作用。香菇所含的双链核糖核酸，具有抗病毒的作用。香菇中的干扰素诱生剂，具有防治流感的作用。香菇中还有核酸类物质，可抑制肾病患者体内血清和胆固醇的增

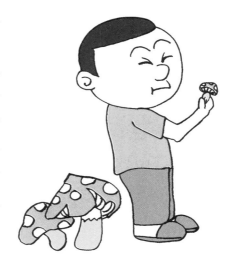

加，有降血压、防止血管硬化的作用。

虽然香菇可抗癌、降血脂，一般的肾病患者可适量食用，但尿酸增高者、高尿酸血症患者、无尿者、尿毒症患者、肾结石患者等都不宜食用，否则可能加重病情，或并发高钾血症、皮肤瘙痒症等。

❤ 低蛋白的红薯和马铃薯

红薯、马铃薯是人们经常食用的食物，经济实惠又美味。红薯，又名番薯、山芋、甘薯，食用方法多种多样，可制糖酿酒。红薯是营养最均衡的食物之一，含有丰富的淀粉、胡萝卜素、维生素、矿物元素、膳食纤维等，具有保持血管弹性、降低胆固醇的作用。马铃薯中含有糖类、蛋白质、矿物质、维生素等，具有健脾和胃、益气调中、通便利尿的作用。

肾病患者宜食红薯和马铃薯，它们都是低蛋白、低脂

肪、高淀粉的食物，可代替植物蛋白含量较高的大米白面做主食，既可饱腹，又不会使体内蛋白质、脂肪过量，减少肾脏负担。

肾病患者食用红薯、马铃薯的最好方法是蒸，这样不仅可以避免营养流失，也可减少煎炸等食物对身体的伤害。

❤ 玉米须可消水肿

玉米须，性味甘平，含有脂肪油、树胶样物质、苦味糖苷、皂苷、隐黄素、维生素K、苹果酸、柠檬酸、酒石酸、草酸等。具有利尿、降血糖、降血脂、平肝利胆、增加血中凝血酶原、加速血液凝固等作用，可治疗慢性肾炎、水肿、肾病综合征、糖尿病、初期肾结石等。

肾病患者饮用玉米须茶，可改善病情。将玉米须洗净，加适量水煮20分钟，过滤后即可。每日坚持饮用，效果更佳。肾炎水肿患者，可将玉米须、车前草水煮，代茶饮用；肾病综合征患者，可在饮用玉米须茶的同时，摄入一定量的氯化钾。

❤ 赤小豆利尿又消肿

赤小豆，也称红豆、野赤豆，性平，味甘酸，具有健脾活血、清热解毒、消肿除湿、利尿排脓等功效，可治水肿、脚气、腹泻、黄疸、便血、小便不利等症。赤小豆富含三萜皂苷、蛋白质、脂肪、糖类、粗纤维、硫胺素等。其中所含的维生素E和镁、硒等活性成分，具有降血糖、降压及血脂的功效。赤小豆属高钾食物，可有效抑制金黄色葡萄球菌、伤寒杆菌等对身体的侵害。肾病患者食用赤小豆，可防治肠炎、痢疾、腹泻、肾水肿、脚气等症。

肾病患者食用赤小豆，有一定的辅助治疗作用，但赤小豆含钾量很高，食用过量，容易生成高血钾症，故患者不宜多服。

♥ 好处多多的豇豆

豇豆，就是日常所见的长豆角。它含有丰富的维生素、矿物质、植物蛋白质等营养元素，其中的维生素B、维生素C和植物蛋白，具有调理消化、补肾健脾、益气生津的作用。另外，豇豆也可治疗打嗝、呕吐、气胀等症状。

肾病患者食用豇豆，可增强肾脏功能。豇豆的吃法多种多样，但宜熟食。豇豆中含有的植物凝素和皂角苷，会刺激胃肠黏膜，导致中毒，使患者出现腹痛腹胀、呕吐、恶心等症状，严重者还会呕血。而这两种物质都怕热，会随着热度而消亡。另外，刀豆、豌豆等豆类蔬菜，都对肾脏有益，适合肾病患者食用。

♥ 松子是补肾佳品

松子，别名松籽、松子仁、罗松子，即松树的种子。松子性平，味甘，具有补肾益气、强阳补骨、润肺滑肠、活血止咳等功效。松子中富含蛋白质、脂肪、糖类、不饱和脂肪酸、维生素、矿物质等营养物质。

经常食用松子，能增强免疫力，延缓衰老，美容去皱，预防老年痴呆症。松子中含一定量的锌，有防治生殖能力障碍及前列腺疾病的作用。松子中所含的油酸、亚油酸等不饱和脂肪酸，具有软化血管的作用。松子中含一定量的磷和锰，具有补益大脑的作用。松子所富含的油脂，具有润肠通便的作用。

肾病患者宜食松子，但大便稀溏、多痰、腹泻的患者忌食。松子油性较大，不应一次性过多食用。存放时间过长，出现油哈喇味的松子，也不应食用。

❤ 肾病患者宜吃栗子

栗子是一种常见的干果，又称板栗、栗果、毛栗、棋子，富含蛋白质、脂肪、糖类、维生素C、胡萝卜素及多种矿物元素，具有养胃健脾、补肾强筋的作用，还有防治高血压及动脉硬化的功效。肾虚患者食用栗子，胜过喝"肾宝"。

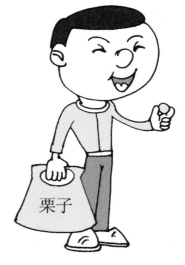

栗子营养丰富，但应注意，脾胃虚寒、肾虚者忌食生栗子；患有血症者，适合食生栗子；产妇及便秘、糖尿病患者应少食栗子。栗子的食用方法很多，有的人喜欢生食栗子，有的人喜欢食糖炒栗子。下面介绍一道补肾健肠胃的家常菜。红烧栗子鸡翅，生栗子切四半，用开水煮熟去皮，再将鸡翅放锅中翻炒，八成熟后，放入栗子一起炒，鸡翅熟透后即可。

❤ 肾亏就吃龙眼干

龙眼干又称桂圆干，是深受广大消费者欢迎的营养滋补品，用于肝肾亏虚所致的血虚失眠，心慌等更年期症状，是很好的养生补品，尤其对肾脏很好,也有美容功效。

龙眼果实中含有50%~70%的水分，又含有各种营养物质，如糖、蛋白质、维生素等，这是微生物天然的优质培养基。龙眼性味甘平，归心脾经，补血益智，养血安神。用于治疗思虑过度，心血不足，惊悸，怔忡，失眠，健忘等症。在南方一带，生小孩坐月子的女人基本都要吃龙眼干，甚至平常很多女人、老人也会用龙眼干泡水喝。

龙眼还可加工成罐头、龙眼肉、龙眼膏、龙眼干等，还可做八宝饭，或加莲子、大枣等做成粥，亦可做为菜点的原料。每晚睡前吃10个桂圆，可养心安神，治疗心悸失眠。

❤ 药用价值较高的百合

百合为百合科百合属植物，肉质鳞茎，鲜食干用均可，不仅味道鲜美，而且营养丰富，药用价值也很高，十分适合女性肾病患者食用。

百合除含有淀粉、蛋白质、脂肪及钙、磷、铁、维生素等营养素外，还含有一些特殊的营养成分，如秋水仙碱等多种生物碱。这些成分综合作用于人体，不仅具有良好的营养滋补之功，而且还对秋季气候干燥而引起的多种季节性疾病有一定的防治作用。中医上讲鲜百合具有养心安神，润肺止咳的功效，对病后虚弱的人非常有益。

鲜百合含黏液质，具有润燥清热作用，中医用之治疗肺燥或肺热咳嗽等症常能奏效。

百合入心经，性微寒，能清心除烦，宁心安神，用于热病后余热未消、神思恍惚、失眠多梦、心情抑郁、喜悲伤欲哭等病症。

百合含多种生物碱，对白细胞减少症有预防作用，能升高血细胞，对化疗及放射性治疗后细胞减少症有治疗作用。百合在体内还能促进和增强单核细胞系统和吞噬功能，提高机体的体液免疫能力，因此百合对多种癌症均有较好的防治效果。

❤ 糖尿病肾病患者怎么吃水果

水果是十分有益于健康的食物，其中富含人体所必需的维生素和矿物质。但水果中含有葡萄糖、蔗糖等，过多食用，就会导致人体内血糖升高。因此，糖尿病肾病患者，应根据自身病情适量食用水果。

糖尿病肾病患者在病情稳定或症状比较轻时，可选用一些含糖量比较低的水果，如柠檬、柚子等。同时，应适当减少主食食用量，确保体内热量不超标。出现低血糖情况的患者，应适当食用水果帮助血糖恢复正常。有肾衰竭症状的患者，不宜食用西瓜、橘子等含钾量高的水果，以免并发高钾血症。

肾病患者适当食用水果，能维持身体营养均衡。但注意的是，饭后不宜立即食用水果，否则会引发高血糖，同时也对肠胃不利。

❤ 荔枝味美更益肾

"日啖荔枝三百颗，不辞长作岭南人。"是苏轼《惠州一绝》中的绝美诗句，从中不难闻出荔枝的香味。荔枝又名离枝，含丰富的蛋白质、维生素、糖、柠檬酸、果胶等。荔枝中的糖分，可补充人体所需能量。荔枝中所含的维生素C和蛋白质，能增强免疫力。荔枝中的多种维生素，可促进微细血管的血液循环。食用荔枝，有补益气血、添精生髓、温中止痛、消肿解毒的功效。

荔枝是一种能补肾壮阳的水果，男性可多食，同时又有美容养颜的功效，女性也可以效法杨贵妃多食荔枝美容颜。但荔枝性温，不宜多食，否则会导致"荔枝病"，即出现头晕、心慌、四肢无力、出虚汗等症状，严重者会出现眩晕、抽搐、昏迷症状。症状轻者可平躺休息，饮用浓糖水一杯。若症状不能缓解，或比较严重，应及时就医。

❤ 杨桃易伤肾

杨桃是产于南方地区的一种水果，分为酸杨桃和甜杨桃两类。酸杨桃一般不生食，可制成多类食品食用。甜杨桃清甜无渣，可生食。杨桃中所含的营养成分是比较全面的，包括维生素、多糖、多酸、脂肪、蛋白质和各种矿物质。

对肾病患者来说，杨桃是忌食的食物之一。肾病患者食用杨桃，可能会中毒。有的慢性肾病患者，食用杨桃后，会出现四肢麻木、皮肤感觉异常、失眠、思维紊乱、昏迷、腹泻、血尿等中毒症状。有的肾病患者食用杨桃后，会使病情加重。

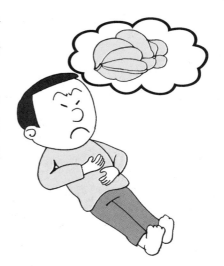

研究表明，杨桃的毒性作用对正常人的影响不大，但其所含的某种物质会损伤肾小球毛细血管基底膜和上皮细胞，肾病患者食用后会加重病情。

❤ 护肾水果桑葚

桑葚是桑树的果实，又名桑果、桑枣，性寒，味甘、酸，具有滋阴养血、补肝益肾、生津润肠、滋养肌肤、明目的功效。桑葚中含有16种人体所需的氨基酸，具有养肝护肾、养血祛风的功效。桑葚中还含很多营养元素，包括葡萄糖、果糖、苹果酸、花青素苷、胡萝卜素、维生素B、维生素C、矢车菊素、钙等。

桑葚是一种适合肾病患者食用的水果，不仅可以生食，还可加工成桑葚酒、桑葚糖、桑葚蜜膏等。但脾虚、大便稀溏或有糖尿病的肾病患者，不宜食用桑葚。另外，未成熟的桑葚不可食，熬桑葚膏的容器不宜选择铁制品。

❤ 苹果虽好，肾病患者应少吃

苹果具有美容养颜的功效，深受广大女性喜爱。苹果中含有蛋白质、膳食纤维、维生素A、胡萝卜素等营养物质，具有清热开胃，生津止咳、益脾利肺的功效。苹果所含的胶质和铬元素，可保持人体血糖稳定，有降低胆固醇的作用。

　　肾病患者即使很喜欢吃苹果，也必须控制食用量。苹果中含有人体所需的糖分和钾盐。但这两种物质摄入过量，会加重肾脏负担，引发其他疾病。调查显示，钾与钠摄入过多，会导致营养失衡，对心脏、肾脏尤为不利。不仅肾病患者不宜多食苹果，冠心病、心肌梗死等患者也不宜多食。

❤ 肾病患者不宜多食香蕉

　　香蕉又名甘蕉，与菠萝、荔枝、龙眼并称"南国四大果品"，其性味甘凉，具有生津止渴、润燥养阴、通便润肠的功效。香蕉中含有多种营养物质，如葡萄糖、蛋白质、脂肪、胡萝卜素、烟酸、果胶、钙、铁等，是适合减肥人士食用的水果。

　　香蕉中含有大量的钠盐，肾病患者食用过多，会加重肾脏负担，易引起水肿、高血压等症状。香蕉中含镁、钾等元素较多，急、慢性肾炎患者、肾功能不全者食用过多，会使血液中镁、钾含量迅速增加，使体内微量元素比例失调，加重病情，危害身体健康。此外，过量食用香蕉还会影响患者情绪，使胃肠功能紊乱。

　　肾病患者不宜空腹吃香蕉，不宜吃没有成熟的香蕉；胃寒体虚的患者慎食香蕉；腹泻的患者不宜吃香蕉。

中西医药物治肾须小心

俗话说：是药三分毒。但人们生病后，又不能不吃药。吃药的话，到底是中药好还是西药棒？有些人相信老祖宗的经验，靠中药治病；有些人又信任科学的力量，天天吃西药。那么，肾病患者该如何选择药物呢？本章，我们就针对中西药的药性和特点，为您做最详细的解答。

就这么轻松

一、常见的中医补肾药物

一说补肾，相信很多人想起的都是服用药物，而药物一般分为中药和西药，但是到底是中药补肾好，还是西药治肾好，这就很难说清楚了。本节中，我们首先为你介绍一下中药的药性特点，让患者找到最适合自己的那味药。

❤ 阿胶，女性补肾的法宝

阿胶，又名阿胶珠。因产于东阿而得名。沈括《梦溪笔谈》说："阿井水，性趋下，清且重。取井水煮胶，谓之阿胶"。阿胶与人参、鹿茸并称"滋补三大宝"，滋阴补血，延年益寿。用于血虚经少，冲任不固的崩漏及妊娠下血。含多种氨基酸，治疗贫血优于铁剂，改善体内钙平衡，可用于尿毒症肾性贫血。

阿胶的主要成分为驴皮，味甘，性平。归肺、肝、肾经。气微，味微甘。具有补血滋阴，润燥，止血等功效。用于血虚萎黄，眩晕心悸，心烦不眠，肺燥咳嗽。

阿胶为补血之佳品。常与熟地黄、当归、黄芪等补益气血药同用。止血作用良好。对出血而兼见阴虚、血虚证者，尤为适宜。还能滋阴润燥。治温燥伤肺，干咳无痰，配伍麦冬、杏仁等，如清燥救肺汤；治热病伤阴，虚烦不眠，配白芍、鸡子黄等，如黄连阿胶汤；治热病伤阴，液涸风动，手足瘛疭，配龟甲、牡蛎、白芍、生地黄等，如大定风珠。

我国的传统服用步骤是取阿胶250克，砸碎。然后，放入汤盆或较大的瓷碗中，加黄酒半斤，浸泡1~2天。至泡软。再取冰糖200克，加水250毫升化成冰糖水，倒入泡软的阿胶中，加盖。最后置盛胶容器于普通锅或电饭煲内，水浴蒸1~2小时至完全溶化。将炒香的黑芝麻、核桃仁放入继续蒸1小时，搅拌，成羹状。取出容器，放冷，冰箱存放。每天早晚各服一匙，温开水冲服。

还可制成阿胶粥，取大米100克，砸碎的阿胶10克，冰糖30克做成粥。经常食用补血益肾，强身健体，延年益寿。

❤ 鹿茸主治肾阳不足

鹿茸具有非常高的保健作用，含有比人参更丰富的氨基酸、卵磷脂、维生素及微量元素，还含有较多的雌二醇、雄激素、雌激素及雌酮、多种前列腺素，是强肾健身的良药，具有补肾阳、益精血、强筋骨等作用。主要用于治疗肾阳不足引起的阳痿早泄、腰膝酸软、妇女宫冷不孕等症。

研究发现，鹿茸含有的激素、胶质及雄性激素，具有增进性腺功能、消除疲劳等作用，对虚弱及患有神经衰弱的患者具有较强的滋补强身功效。鹿茸提取物有增加血浆睾酮、黄体生成素浓度的作用，对性功能障碍及老年前列腺萎缩症，具有较显著的治疗作用。

需要注意的是，服用鹿茸应从小量开始，逐渐增加服用量，初服用就采用较大量，极易发生阳升风动、伤阴动血等现象。另外，肾阴虚患者应忌服鹿茸，以免加重病情。

❤ 真假鹿茸如何辨别

目前，越来越多的人开始重视鹿茸补肾阳、强身健体的功效，市面上也出现了众多的鹿茸产品保健店，专卖鹿茸、鹿茸片等滋养品。有些不法商家为了牟取暴利，不惜使用假鹿茸蒙骗消费者，所以，患者在购买鹿茸及鹿茸片时应注意分辨真伪。

真鹿茸体轻质脆且硬，味咸，闻之有微微腥味。其外皮常为红棕色，会有一到两个分枝，富有光泽，表面的茸毛呈现

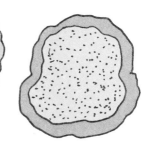

红黄或棕黄色，茸毛密而均匀。患者在选购时一定要注意这些特征，选择油润光泽、毛细柔软、顶端丰满的鹿茸。假鹿茸常能溶于水，且溶液混浊不清。

为了方便消费者购买，很多时候商家出售的都是已切好的鹿茸片。切好的真鹿茸片外皮呈现红棕色，断面呈蜂窝状，组织较紧密；而假鹿茸片会表现得厚薄不均，直径相差过大，外皮呈灰褐色，断面没有蜂窝状的细孔。

初用鹿茸时，如果服用量过大，则会出现头晕目赤、阳升风动等症状，肾阳虚患者应从小量开始服用。鹿茸中含有丰富的激素类物质，这些物质在补肾壮阳的同时会刺激到胃

肠道黏膜，引起上腹疼痛、恶心、出冷汗等胃肠道反应。患者在服用鹿茸时，应注意服用后的表现，如果有以上症状，应暂时停止服用。

有些患者服用鹿茸后会出现较严重的上消化道出血现象，还有些患者有过敏反应，甚至发生休克，而治疗不及时，有可能导致死亡。患者如果出现这些较严重的副作用反应时，应立刻停止服用。若是上消化道出血，应先用止血药进行止血处理，再去医院进行治疗；若是对鹿茸过敏，则应立即使用抗过敏药，再前往医院进行救治；休克时应立即注射肾上腺素。

需要注意的是，有些肾病患者不宜服用鹿茸。如肾阴虚患者；常感到烦渴，属于内热型的患者；容易流鼻血、经血量过多者；患有感冒的患者等。

❤ 服用仙灵脾的宜忌

仙灵脾也称为淫羊藿，性味辛甘、温，含有淫羊藿苷和挥发油，有刺激雄性激素生成的作用，具有补肾壮阳、祛风除湿等功效。主要用于治疗阳痿遗精、风湿痹痛等症。

研究发现，仙灵脾提取物具有雄性激素样作用，能促进精液分泌，增强精子活力，并能刺激感觉神经，令男性在性欲的催动下，使阴茎自然勃起，具有催淫作用。除对男性勃起障碍有一定治疗作用外，仙灵脾对妇女宫冷不孕也有一定的治疗效果。另外，仙灵脾还具有一定的降压、降糖作用，对一些病毒及病菌也有明显的抑制作用。

需要注意的是，有口干、潮热、盗汗等症状的肾阴虚阳火易动者，不宜服用仙灵脾，以免加重病情。

❤ 黄芪适用于哪些肾病患者

　　黄芪性微温、味甘，有补气固表、利尿退肿的作用，用于治疗慢性肾炎、气虚乏力、蛋白尿等症状，有很好的效果。对于肺脾气虚的肾病患者来说，可服用黄芪治疗，但对不同的肾病患者也应有所区别。

　　对于患有肾病综合征、慢性肾炎等症状，并伴有肺脾气虚的患者，可选用由黄芪、防己、生姜、大枣等配合而成的防己黄芪汤服用；患有肾病蛋白尿并伴有肺脾气虚的患者，可用由黄芪、木香、砂仁、炙甘草等配合而成的香砂六君子汤服用；患有因贫血性慢性肾衰竭而导致的慢性贫血并伴有脾气虚弱的患者，可选用由黄芪、当归、酸枣仁、龙眼肉、大枣等配合而成的当归补血汤服用。

　　值得注意的是，阴虚、湿热、热毒炽盛型肾病患者，若伴有腰酸腰痛、口干舌燥、舌苔黄腻、咽部感染等症状，应禁用黄芪，以免出现毒副作用。

❤ 名贵中药肉苁蓉

　　肉苁蓉也称沙漠人参，是多年生寄生草本植物，肉质肥厚，是一种名贵的中药。肉苁蓉性味甘、咸、温，适用于因肾阳不足引起的肾虚阳痿、遗精早泄等症的治疗。有补肾壮阳、润肠通便的作用，常用于治疗阳痿早泄、妇女宫冷不孕等症。

　　研究发现，肉苁蓉中含有丰富的微量元素及结晶性中性物质，能促进抗体形成，增强垂体-肾上腺皮质系统功能。肉苁蓉还具有一定的抗衰老作用，并有降低血压、预防动脉粥样硬化的作用。

　　市场上卖的肉苁蓉分淡苁蓉和咸苁蓉两种。淡苁蓉个大身肥、油性大，以灰褐色为主；咸苁蓉以黑色为主，体扁形圆。需要注意的是，内火旺盛、脾胃较弱的患者应禁服肉苁蓉，以免加重病情。在煮肉苁蓉时，忌用铜制、铁制容器。

❤ 菟丝子补肾又益精

　　菟丝子是双生叶植物药旋花科植物菟丝子或大菟丝子的种子，菟丝子中含有糖苷、维生素A、胆甾醇、谷甾醇、豆甾醇等营养物质，具有补肾益精，养肝明目的作用。常用于治疗腰膝酸痛、遗精等症。

　　菟丝子多为类圆形或卵圆形，两侧有凹陷，表皮粗糙多为暗棕色或红棕色，质地较硬，无明显气味，尝之味微苦发涩。市场上所卖的菟丝子分大粒菟丝子和菟丝子两种，一般以菟丝子较常见。形态上，大粒菟丝子颗粒饱满、呈较均匀的黑褐色，以无杂质者最佳；品质优良的菟丝子也应是颗粒饱满，质地坚硬，表面呈红棕色或黄棕色。需要注意的是，火气旺盛、大便燥结者应慎服菟丝子。

❤ 治疗精血亏损的牛骨髓

　　牛骨髓中含有丰富的蛋白质、钙，是高蛋白、低脂肪的高营养物质，有润肺补肾之功效，主治精血亏损、泄利、消渴等症，对跌打损伤、手足皲裂也有一定的治疗效果。市面上常见到的壮骨粉、补钙产品中，多以牛骨髓中的物质为主要原料。

牛骨髓中含有"类黏朊"类物质，这类物质进入人体后，可加强人体骨髓的生成，有强身健体、减缓衰老等作用。多吃牛骨髓，还可提高人体的造血能力，起到延年益寿的效果。

但是，食用牛骨髓，最好是选择新鲜骨髓。骨髓很容易"变质"，一旦放置的时间过长，就会变干、发硬，核心营养成分流失。常温下变干、变硬的牛骨髓已没有任何补益功效，所以，如果想要获得牛骨髓中的营养成分，最好是购买新鲜牛骨，自己在家炖牛骨汤，吃牛骨髓。

❤ 补养肾肺的冬虫夏草

冬虫夏草是传统的名贵滋补中药材，性温、味甘，具有补养肾肺的作用，还能调节免疫系统、抗疲劳。与其他中草药相比，冬虫夏草的毒副作用较小，且滋补力较强，但很少用于方剂之中，多与饮食相搭配，或泡成药酒饮用。

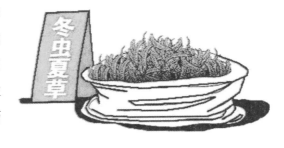

冬虫夏草均为野生，主要生长在海拔3000～5000米的草坡上。一般来讲，"头草"的菌孢长度与虫体大约一般长时，其药用价值是最好的；当菌孢的长度长至虫体的两倍左右时，药用价值要略次一些，称为"二草"。

冬虫夏草中含有丰富的不饱和脂肪酸，还有氨基酸、虫草酸、虫草素及维生素B等，营养十分丰富。冬虫夏草有阴阳双补的功效，能滋阴固精，深受人们喜爱。但虫草仅生长在海拔较高之地，产量极低，因此很多不法商贩，便使用其他品种的虫草充当高品质虫草贩卖，消费者在购买虫草时应多留心。

购买回去的虫草应注意防潮、防蛀，最好能把虫草放进密封的容器里。一旦发现虫草变潮，应及时晾晒，以免影响药效。需要注意的是，冬虫夏草的最佳保存时间不宜超过2年，家庭购买冬虫夏草，最好少量购买，以免因保存不当，达不到理想的治疗效果。

❤ 中药杜仲也养肾

中药材杜仲为杜仲科植物杜仲的干燥树皮，性温，味苦、辛，含有十多种氨基酸和微量元素，还含有杜仲醇、绿原酸等营养物质，具有安胎止血、降血压、补肝肾、强筋骨的作用。尤其对肾虚所导致的腰膝酸软无力及女性肾亏而引起的习惯性流产等症有较好的治疗效果。

杜仲还有抗菌消炎的作用，能抑制大肠埃希菌、肺炎球菌、肺炎杆菌等多种病菌。中药方剂中，杜仲常应用于治疗肝肾亏虚所引起的慢性肾脏疾病及阳痿早泄、胎动不安等症，能有效改善性功能障碍、不孕不育症。

杜仲一般分川仲和汉仲两大类，药用价值高的杜仲皮厚，内表面呈暗紫色，折断后，会出现浓密的白丝，这样的杜仲可称之为佳品，患者可放心选购。需要注意的是，阴虚火旺的患者应谨慎服用杜仲。

❤ 肾性贫血可服当归

当归为多年生草本植物，根可入药，是最常用的中药之一。具有补血活血，调经止痛，润肠通便等功效。用于血虚萎黄、眩晕心悸、月经不调、经闭痛经、虚寒腹痛、肠燥便秘、风湿痹痛、跌仆损伤、痈疽疮疡。也可用于血虚血瘀所致的月经不调，痛经，产后腹痛。当归对子宫的作用取决于子宫的功能状态而呈双向调节作用。还用于慢性肾衰竭所致的肾性贫血。

中医认为，当归味甘而重，故专能补血，其气轻而辛，故又能行血，补中有动，行中有补，为血中之要药。因而，它既能补血，又能活血，既可通经，又能活络，凡妇女月经不调、痛经、血虚闭经、面色萎黄、衰弱贫血、子宫出血、产后瘀血、等妇女的常见病，都可以用当归治疗。

❤ 补肾养血的何首乌

何首乌为蓼科植物何首乌的块根，味苦、甘、涩，性微温，含有大黄素、大黄酚、卵磷脂等成分，具有补肝肾、益精血等作用，适用于肾虚患者服用。

何首乌对肝肾阴亏及须发早白、腰膝酸软等症有良好的治疗效果。另外，何首乌中的蒽醌类物质，还有降低胆固醇的作用。

长期服用何首乌对肝脏有一定的损害。有些肾虚患者在服用何首乌后，会伴有黄疸、恶心、呕吐、胃痛等肝病的症状，这时，患者应立即停药，并前往医院就医诊断。有过肝病史或正患有肝脏疾病及其他较严重的慢性疾病的患者，应在医生的严格指导下用药。

❤ 补肾良药——枸杞

枸杞是一种常见的中草药，也称枸杞红实、甜菜子、西枸杞等，味甘性平，具有补肝养肾的功效。中医常用枸杞治疗腰膝酸软、肝肾阴虚、健忘等症，是补肾的良药。但各个季节，食用枸杞的方法也是不同的。

春季，可单独服用枸杞，也可和黄芪等同性的草药共同服用。夏季，可配金银花、绿茶等共同饮用，有养肝明目之效。秋季，可配雪梨、百合、山楂等一起食用，有补肾益精之效。冬季，配伍羊肉、肉苁蓉等一起食用，可帮助身体抵御严寒，助长身体之阳气。

枸杞虽好，但并不是所有肾病患者都可服用。脾胃虚弱者、身体有炎症者、感冒发热者、腹泻者应忌食。

❤ 治肾阴虚，就用六味地黄丸

六味地黄丸是由熟地黄、山茱萸、山药、泽泻、牡丹皮、茯苓组成，有中药方剂和中成药两种。它具有滋补肾阴、抗衰老、抗疲劳、增强免疫力、改善肾功能等功效，常用于治疗肾阴亏损、头晕耳鸣、腰膝酸软等肾阴虚症状。

六味地黄丸能排出体内尿素，改善其排泄功能，避免过多的尿素存积体内。另外，六味地黄丸能有效改善男子性功能，治疗性腺功能障碍，促进性激素的分泌，使精子的生成及活动能力大大增强，提高精子质量，对男子不育有一定的疗效。

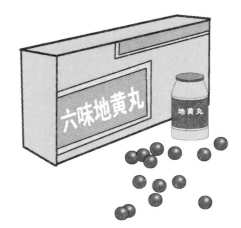

六味地黄丸是用于治疗肾阴虚的良药，但也有一定的不良反应及用药禁忌，需患者服用时注意。

有的患者在服用六味地黄丸后，会伴有脘腹胀满、食欲下降或大便溏泄等不良反应。这是因为，六味地黄丸中的主要成分为熟地黄，而熟地黄性质滋腻，极易导致以上症状。如果患者在服用六味地黄丸后出现以上症状，可同时加服香砂枳术丸或香砂养胃丸，可有效缓解以上症状。

需要注意的是，六味地黄丸是治疗肾阴虚的中成药，肾阳虚患者应避免服用此药，否则会使病情加重。脾胃不好的肾阴虚患者不宜长期服用六味地黄丸，服用后影响消化功能。

另外，当肾阴虚患者感冒发热或有腹泻症状时，不宜服用该药，此时服药，极易使病情加重，最好待感冒或腹泻症状痊愈后，再行用药；痰多，并伴有咳嗽的肾阴虚患者也不宜服用此药；对于面色偏白、腰膝酸冷、体质虚弱的肾阳虚患者，应在医生的指导下服用此药，以免因服用不当加重病情。

❤ 左归丸治疗肾阴虚

中医认为，肾分左右，左肾主肾阴，而右肾主肾阳。所以，左归丸，顾名思义，就是指专治肾阴虚的中成药。左归丸主要是由大怀熟地、山药、枸杞、山茱萸、川牛膝、鹿角胶、龟甲胶及菟丝子等药物组成，适用于头晕目眩、腰膝腿软、自汗盗汗、口燥舌干等肾阴虚病症，具有滋阴补肾、填精益髓之功效。

虽然左归丸与六味地黄丸都是治疗肾阴虚的良药，但六味地黄丸以补肾阴为主，而左归丸却以滋阴补肾、填精益髓为主，适用于真阴不足、精髓亏损之证。

需要注意的是，脾胃功能不佳者，应避免长期服用左归丸。另外，肾阳虚及有耳鸣遗精等症状的患者应禁服左归丸，以免加重病情，增加肾脏负担。

❤ 麦味地黄丸适用于肾阴虚患者

麦味地黄丸又叫八仙长寿丸，是由麦冬、五味子、熟地黄、山茱萸、牡丹皮、山药、茯苓及泽泻八味中药组成，具有滋补肺肾之功效。常用于治疗咳嗽吐血、潮热盗汗等肺肾阴虚证。

麦味地黄丸是以六味地黄丸为基础，增加了麦冬、五味子等具有解热除烦、利尿、滋肾敛肺的中草药，比六味地黄丸增加了养阴生津等功效，适用于肺肾阴虚证患者的治疗。

肾阴虚患者在服用麦味地黄丸时应注意，忌吃不易消化，增加肠胃负担的食物。另外，肾病患者在感冒时应停止服用此药。如果肾阴虚患者伴有高血压、心脏病、糖尿病等，应在医生的指导下严格用药。

❤ 温肾益精的河车大造丸

河车大造丸是由紫河车、熟地黄、麦冬、杜仲、黄柏、天冬、龟甲几味中草药组成，具有滋阴清热、补肾益肺之功效。常用于肺肾两亏、虚劳咳嗽、盗汗遗精等症。从药效上来看，河车大造丸与麦味地黄丸基本相似，但其补力略强于麦味地黄丸。

河车大造丸的组成成分中，紫河车指的是胎盘，具有较强的补气养血作用，能温肾益精。天冬具有养阴生津、滋阴润燥的作用。龟甲具有益肾强骨、补血补心的作用。

肾阴虚患者服用河车大造丸时应忌食油腻食物。脾胃功能欠佳或伴有腹泻呕吐者，应先调养好身体再服用河车大造丸；感冒患者及孕妇应禁止服用该药。需要注意的是，肾病患者如果服用河车大造丸2~3周后，肾阴虚的症状并没有缓解或病情不减反重时，应立即停药。

❤ 滋养肾脏的杞菊地黄丸

杞菊地黄丸是在六味地黄丸的基础上，加入了枸杞子和菊花两味中草药而组成，在补肾的同时，还能起到养肝明目、消火散热之功效。主要用于肝肾阴亏、迎风流泪、目眩耳鸣等肾阴虚患者服用。

研究发现，杞菊地黄丸还能增强人体免疫力，有抗衰老、改善脂肪代谢的作用，对肾虚伴有脂肪肝、糖尿病的患者疗效极佳。

需要注意的是，杞菊地黄丸属于滋补类药物，应在饭前服用，并在服药期间禁食酸性食物及生冷、油腻、难以消化的食物。服用方法为口服，每次1丸，每日早晚各服药1次。

❤ 知柏地黄丸有养肾降火的功效

知柏地黄丸是由知母、熟地黄、黄柏、山茱萸、牡丹皮、山药、茯苓、泽泻等中草药组成，常用于阴虚火旺、潮热盗汗、耳鸣遗精等症，具有滋阴降火等功效。知柏地黄丸也是治疗肾阴虚的常用中成药，在六味地黄丸的基础上加入了滋阴清火的知母、黄柏，使治疗肾阴虚的效果更强。

中医认为，知母具有清热泻火的作用，可除烦消渴；黄柏亦是解毒清热的良药，对盗汗、遗精的治疗效果较佳。再配合六味地黄丸中的几味中草药，对因虚火上升而引起的肾阴虚有良好的治疗作用。

需要注意的是，有虚寒性病证的肾病患者，若伴有怕冷、手足凉的情况，不宜服用知柏地黄丸。另外，孕妇及感冒中的患者也不宜服用此药，以免引起不良后果。

❤ 治阴虚的大补阴丸

大补阴丸也称大补丸，是由熟地黄、知母、黄柏、龟甲、猪脊髓五味药材组成，具有滋阴降火、滋阴补肾之功效。主要用于治疗阴虚火旺、潮热盗汗、耳鸣遗精等症。

六味地黄丸偏重于补养肾阴，而大补阴丸则在补养肾阴的基础上，注入了清热降火之力，对因火旺而引发的肾阴虚症的治疗十分有利。另外，大补阴丸还对因性欲过度、精亏血少而致的须发早白有很好的疗效。

大补阴丸只适用于肝肾两虚的患者服用，对温热实火所引起的实证并无效果，服用不当，还会使病情加重。另外，脾胃虚寒者也不宜服用此药，以免药物的凉血作用加重脾胃寒证。

♥ 滋肾补阴的归芍地黄丸

归芍地黄丸是由当归、白芍、熟地黄、山茱萸、牡丹皮、山药、茯苓、泽泻几味中药材组成，具有滋肝肾、补阴血、清虚热等功效。主要用于肝肾两亏、阴虚血少、腰酸腿痛等患者服用。临床上也常用于治疗因肝肾阴虚引起的妇女月经不调症，对肝肾阴虚引起的功能性子宫出血、慢性肾盂肾炎等疾病也有一定的效果。

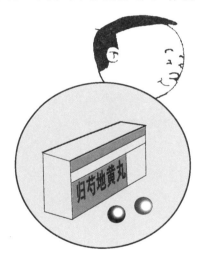

在服用归芍地黄丸时应避免进食难以消化的食物，以免加重脾胃负担。肾病患者在感冒期间不宜服用此药，此免加重病情。另外，有高血压、心脏病等较严重的慢性病的患者，应在医生的严格指导下用药。如果患者服用归芍地黄丸3～4周后，症状没有缓解或病情有加重现象，应立即停药并去医院就诊。

♥ 金匮肾气丸专治肾阳不足

金匮肾气丸又名桂附地黄丸、八味地黄丸，是在六味地黄丸的基础上，加入了炮附子、肉桂两味中药材。虽然金匮肾气丸是在六味地黄丸的基础上制成，但两者的功效却完全相反，六味地黄丸主治肾阴虚，而金匮地黄丸主治肾阳虚。

金匮肾气丸可温补肾阳，对于因肾阳不足而引起的腰痛脚软、小便不利、痰多等症有良好的治疗效果。对于肾阳虚及肾阳虚水肿的患者而言，可服金匮肾气丸进行调理治疗，会起到很好的效果。患者若想进一步治疗肾阳虚水肿，可配合牛膝、车前子等一起服用，有清热利尿、渗湿通淋、引血下行的作用，对于治疗水肿胀满、小便不利、腰膝酸软等症状也有很好的效果。

患者在服药期间应保持愉悦的心情，忌生气、恼怒等。还应节制房事，克制性欲。另外，金匮肾气丸起效较慢，患者应坚持长期服用，一般情况下，1个月为一疗程。服用该药，应该在饭前后1个小时左右，以便使药效充分发挥出来。怀孕的肾病患者应禁服此药。

❤ 服用右归丸的注意事项

右归丸是温补肾阳、填精补血的良药，是由熟地黄、炒山药、枸杞子、鹿角胶、菟丝子、杜仲、山茱萸、当归、肉桂、附子组成，主要用于治疗气衰神疲、畏寒肢冷、阳痿遗精等症。比金匮肾气丸的补肾阳之力稍强。

右归丸还对由肾阳不足引起的精冷无子、不育等症有较好的治疗效果。西医在治疗慢性肾炎、神经衰弱等肾阳不足之证时，也常加用此药，以达到中西结合治疗的作用，效果颇佳。肾阳虚患者在服用右归丸时，应注意防寒保暖，避免长时间处于风寒之下；还要注意不能食用生冷食物，以免降低药效。

❤ 补肾精的五子衍宗丸

五子衍宗丸是由枸杞子、菟丝子、五味子、覆盆子、车前子五味中药材组成，因每种中药材中都有一个"子"字，故取名五子。五子衍宗丸具有补肾益精、补肾阳、治疗不育症的功效，被誉为"古今种子第一方"。

五子衍宗丸中，枸杞子与菟丝子有补肾益精的作用，而其他三味药材，可固肾助阳，还有泻肾经虚火的功效，常用于治疗阳痿、早泄、肾虚遗精、不育症等病症。

患者在服用此药的过程中应忌生冷、辛辣食物，还应控制房事，不宜过劳。孕妇及患有感冒的患者不宜服用此药。另外，如果服用五子衍宗丸2~3周后，病症仍不见好转或有加重现象，应立即停药，及时就医。

❤ 龟鹿补肾丸补肾阳

龟鹿补肾丸是由菟丝子、淫羊藿、续断、锁阳、狗脊、酸枣仁、何首乌、炙甘草、陈皮、鹿角胶、熟地黄、龟甲胶、山药、覆盆子等中药材组成，可治疗健忘失眠、头晕目眩、小便夜多等症。龟鹿补肾丸具有益气血、补肾壮阳之功效，常用于身体虚弱、精神疲乏、肾亏精冷、性欲减退等症的患者服用，以补肾阳为主。

需要注意的是，龟鹿补肾丸不可长期服用。如果服药

3~4周后症状没有缓解或出现咽痛、烦热等症状，应立即停药并前往医院诊治。有高血压、心脏病等慢性疾病的肾病患者，应在医生的严格指导下用药。

二、中西医用药知识大科普

上面我们介绍了各种补肾治肾的中药，在这一节中，我们将为读者详细介绍各种西药的药性和治疗范围，以及中西医用药知识。比如，哪些药能造成肾脏的二次损害？哪些药存在较大的毒副作用？用药时的注意事项是什么？

❤ 小心步入这些用药误区

有些肾病患者急于将病治好，常常盲目购买药物服用，甚至将中药、西药混合着一起吃，或随便停用药物。殊不知，这些做法已经严重影响了病情的发展，进一步加居了病情的恶化，为治疗带来了很多麻烦。

更有一些肾病患者在听说哪种药物治疗肾病效果好后就跟风购买，而把医生开的药物搁置一旁；或听信江湖游医的游说，盲目购买一些治肾药物，加之治病心切，往往忽视了科学合理的用药方法，导致严重的后果。

有些患者不严格按照医生的指导用药，而擅自用药，甚至将多种药物同时服用，造成严重后果。如一些肾病患者，医生为其开了西药强的松后，又自行服用一些其他的治疗肾病的中草药。这样很容易引起药物之间的相互冲突，产生不良反应，使药物毒性增加、药效下降，使肾脏受到更严重的损害，影响治疗效果的同时还可能增加新的疾病。故患者用药一定要小心谨慎，必须在医生的指导下用药，以免给身体带来不必要的危害。

❤ 如何使用环磷酰胺

环磷酰胺是最常用的烷化类抗肿瘤药，能对肿瘤细胞产生抑制作用，可用于治疗狼疮肾炎及原发性肾小球疾病。但环磷酰胺有一定的毒副作用，肾病患者在服用该药前应先咨询医生，切勿自行用药。

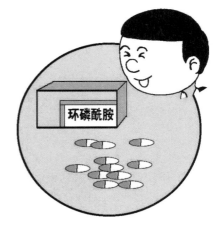

据了解，环磷酰胺的毒副作用与使用剂量及用药累积的时间有一定关系，所以肾病患者在服用该药时，应严格控制用药量，确保总的服药量在安全剂量以内，以免损害肝脏等脏器。有些患者在服用该药后，也会有损害肝功能的情况发生，因此，在服用该药期间除了做必要的肾病检查外，定期进行肝功能检查也是很有必要的。

另外，口服环磷酰胺后，患者可能会出现恶心、呕吐、进食减少等不良反应，这就需要患者在服药期间多喝水，将药物的代谢产物及时排出体外，症状就会减轻或消失。

❤ 抗生素增加肾脏负担

抗生素是一种次级代谢产物，能干扰其他细胞的发育功能。用于临床治疗的抗生素分天然品和人工合成品，主要应用于因细菌感染而引起的各种疾病。因为抗感染效果明显，导致人们乱用、滥用抗生素的情况越来越多。

有些人将抗生素看做是万能的，即便是得了轻微的感冒也会自行选购各种抗生素类药物进行治疗。其实，这样做只会使人体产生一定的耐药性，生病后真需要使用抗生素进行治疗时，已起不到治疗的作用。

很多时候，肾病患者都需要借助于抗生素进行治疗，但这并不代表肾病患者就能随意使用抗生素，应遵循一定的用药原则。

无明显感染迹象的肾病患者，最好不要采用抗生素进行治疗。如果不得不使用抗生素，患者也要选择对肾脏无毒副作用或毒副作用较小的抗生素，以免增加肾脏负担，加重病情。

❤ 了解血液透析

血液透析是一种应用广泛的较安全的血液净化方法，又被称为人工肾，主要用于慢性肾衰竭患者的治疗，帮助其除去一部分血液中的废物。

慢性肾衰竭患者的肾功能已不健全，无法通过肾脏排除血液中的废物，而血液透析则可很好地解决这个问题。据了解，在全世界依赖透析维持生命的几十万患者中，有八成以上靠的是血液透析，由此可见，血液透析对这些患者的治疗有重要的意义。

血液透析可有效延长慢性肾衰竭患者的生存期，但也会带来一些并发症，给患者带来痛苦，其中最常见的并发症就是引起贫血。透析过程中需要反复抽取患者的血液进行检查，以查看血液中毒素的清除情况，而且透析仪器里的血液又不能完全回流，从而导致患者出现贫血症状。

另外，还可能因仪器消毒不严格导致患者发生感染情况，长时间血液透析的患者还可能并发低血压。

❤ 血液透析前的注意事项

血液透析虽然能有效延长慢性肾衰竭患者的生存期，但它属于一种创伤性治疗，会对患者造成一定的心理压力。所以，在对患者进行血液透析前，医护人员及患者家人应多做些准备工作。

肾病患者应详细了解血液透析的原理及会造成的创伤，对血液透析有一定的认识。如果对可能出现的创伤有所恐惧，应多同医生及家人沟通，尽量丢掉心理包袱，积极配合治疗。

血液透析的费用相当昂贵，有些家庭可能无法承担，患者应早做心理及物质准备。另外，慢性肾衰竭患者应及早进行血液透析，以减少并发症的发生。

❤ 了解腹膜透析

腹膜透析主要是将透析液导入人体腹腔，以达到清除体内代谢物及各类有毒物质的一种方法。

腹膜透析操作简单，费用比血液透析相对较低，无需借助复杂的仪器设备，肾病患者在家中自己便可进行。而且腹膜透析不会造成严重的贫血现象，但它会使人体中水分过快流失，患者应采取一定的措施防止脱水。腹膜透析还能保护肾病患者残余的肾功能，可减缓患者残余肾功能下降的速度，能有效提高患者的生存期。

有利就有弊。由于腹膜透析时使用的导管会和体外的透析袋连接，一定程度上也加大了腹腔感染的可能性，腹膜透析还会导致蛋白质流失。因此，肾病患者在结束腹膜透析后，应及时从饮食中补充一定量的蛋白质及各种维生素、矿物质。

❤ 腹膜透析有哪些并发症

腹痛。如果患者是自行在家进行腹膜透析的话，很可能因为没有经验或经验不足而导致腹痛的发生。当透析液温度过低或过高，或注入腹腔中的透析液过多时，也会使患者感到腹痛。腹腔中进入过多的空气，也同样会导致腹痛。

腹膜炎。这是进行腹膜透析的患者较常见的并发症，主要是因为导管的出口处受到感染，继而使腹腔发生感染而引起腹膜炎。一旦患者发生腹膜炎，就会使人体蛋白质含量下降，影响到腹膜透析的效果，严重时危及生命。所以，对导管的出口处彻底消毒是预防腹膜炎的唯一途径。

需要注意的是，腹腔内有外伤、近期要进行腹部手术及有严重肺部病变的患者应避免进行腹膜透析，女性患者在妊娠期间也不宜进行腹膜透析。

❤ 为什么腹膜透析会并发腹膜炎

腹膜透析最常见的并发症就是腹膜炎，一旦发病，会给患者带来很多痛苦。长期炎症不消，会使患者体内的蛋白质大量流失，使病情加重，严重时还会使患者的腹膜功能丧失。

导致腹膜炎的原因很多，一般情况下是由感染形成的。除感染外，患者自身免疫力低下也是导致腹膜炎的重要原因之一。肾病患者的机体免疫功能会随病情的加重而使抵抗病菌的能力慢慢减弱，很容易在透析过程中并发感染。

另外，腹膜自身的防御功能下降，也是导致腹膜炎的原因之一。当透析液进入患者的腹腔后，会使腹腔抵抗病菌的能力持续减弱，更容易引发感染。

❤ 肾功能减退者选择抗菌药的原则

肾功能减退的患者在使用抗菌药时，可选用无肾毒性或肾毒性较小的抗菌药物，也可根据患者肾功能减退的程度及抗菌药物的治疗效果，合理调整用药剂量，科学用药。

对于抗菌药的选择，患者可参考以下方案，以达到治疗疾病的目的。患者在使用青霉素类和头孢菌素类抗菌药物时，可按医生处方，采取维持原治药量的方法进行服用；若药物具有明显的肾毒性但又必须服用该药治疗时，患者可做血浆浓度监测，然后根据监测结果酌情用药，在此过程中也要严密监控患者肾功能，以免

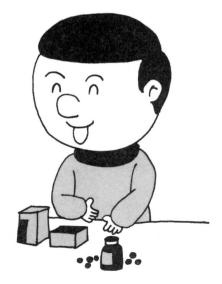

发生病变。

对于肾功能严重减退的患者，可采取将药剂量减低的方法服用药物，即药物的初始计量不变，用药间隔不变，但维持量减少。至于具体减少多少用量，就需要时刻监测患者病情，并根据肾脏排泄药量程度，调整用药。

❤ 隐匿性肾炎该如何治

隐匿性肾炎又称无症状性血尿或无症状性蛋白尿。隐匿性肾炎在临床上没有任何症状或症状轻微，常被很多患者忽视，从而错过最佳治疗时机。如果患病初期不对隐匿性肾炎进行有效的治疗，则很有可能发展为严重的尿毒症。

导致隐匿性肾炎的原因很多，一般情况下是因链球菌、病毒及原虫感染引起的，所以，当发现患有隐匿性肾炎后，患者最好能进行肾穿刺，以确定致病因，再进行详细的治疗。

另外，患者在治疗过程中应避免从事强度大的工作。治疗时最好采用中西医结合的疗法，虽然此法起效不如单用西药快，但有利于稳定病情，如果一定要采用西药治疗，应选对肾脏无损害或损害小的药物。

❤ 慢性肾衰竭应适当调节血压

慢性肾衰竭患者很容易并发高血压症状，因此，适时用些拮抗药调节血压很有必要。常用的拮抗药有氨氯地平、硝苯地平等。

研究发现，拮抗药除有降低血压的功效外，还能改善肾脏内钙质的沉积情况，具有保护肾脏的作用。研究结果显示，当拮抗药进入人体后，能使残存在肾脏中的代谢物降低，有效缓解肾脏压力，改善肾脏功能。因此，慢性肾衰竭患者可在医生的指导下适量使用一些拮抗药，减轻肾脏负担。

需要注意的是，拮抗药也有一定的副作用。有些患者在使用拮抗药治疗肾病的过程中会感觉心慌，心率增快，这时就应加用β受体阻滞药，以便减轻此症状，但如果症状不轻反重，就应立即停止拮抗药的使用。另外，还有些患者使用拮抗药后会有头痛、面红耳赤的症状，不过这些副作用一般不用治疗，可自行消失。

无论是什么原因引起的慢性肾衰竭，在疾病发生的各个时期都会出现或轻或重的高血压现象，而一旦慢性肾衰竭患者发生高血压症状，则可导致患者肾小球内的压力增大，从而使蛋白尿增加，使肾小球加速硬化。因此，要想延缓慢性肾衰竭的病变速度，降压很重要。研究发现，血压控制得越好，肾衰竭恶变的速度就越慢，从而有效地降低肾硬化的发生率。

由此可见，治疗慢性肾衰竭，切不可忽视血压问题。患者在治疗肾病的同时应提高警觉，定期进行血压检测，一旦伴有高血压症状，应立即与医生沟通，进行降压治疗。

❤ 肾病伴高血压患者如何用药

对于伴有高血压的肾病患者而言，用药时既要选择能降低血压，同时又不伤害肾脏的药物，着实不容易。因此，平时一定要坚持科学合理用药，控制高血压病情的发展及延缓肾病持续恶化。

肾病伴高血压的患者应选主要在肝脏代谢，同时又保持肾血流量、维持肾功能的二氢吡啶类钙拮抗药服用，如硝苯地平、尼卡地平等，这类药物对肾脏的治疗效果很好。肾病伴高血压患者也可合理控制舒张压，稳定的低压状态会对缺血缺氧状态下的肾脏起到很好的缓解作用，有助于延缓高血压患者肾功能恶化，从而起到降压保肾的作用。

另外，肾病伴高血压患者选择利尿药时应注意，像安体舒通这类药物有引起高血压的危险，肾功能不全的患者应格外小心使用；对肾功能有严重损害且伴有尿毒症的高血压患者来说，可使用副作用较小的利尿酸等药物治疗。

降压药又称抗高压药，具有良好的降压作用。除此之外，它还有减少蛋白尿的作用，第一代巯甲丙脯酸可引起急性可逆性肾衰竭、急性间接性肾炎、慢性肾衰竭可逆性加重等症状，而新的巯甲丙脯酸不良反应则明显减少。因此，肾病患者应掌握好选用降压药的原则，以便更好地降低对肾脏的损害。

目前，临床上常用的降压药主要有利尿药、钙通道阻滞药、β受体阻滞药、血管紧张素转换酶抑制药等，而无论选用哪一种降压药，都能起到控制高血压、预防高血压肾小球动脉硬化发生的作用。若将肾病患者血压控制在正常范围内，可有效预防高血压肾损害、肾衰竭等症状。

但是，肾病患者在服用降压药时，应根据自身具体情况合理进行用药。如对肾病伴有休息状态下心率增快、血管舒缩功能不稳定等的年轻患者而言，应选用β受体阻滞药服用；收缩压升高的肾病患者应服用钙拮抗药；血清肾素升高的肾病患者适合服用血管紧张素转换酶抑制药。

❤ 肾病患者如何选择降脂药

肾病患者体内的蛋白质会大量流失，易引发低蛋白血症，使患者体内的脂蛋白急剧增加，导致甘油三酯及胆固醇升高，并发高脂血症。所以，肾病综合征患者在治疗肾病的同时，还应在医生的指导下服用降脂药。

高脂血症会增加冠状动脉粥样硬化及心肌梗死的发生率，威胁肾病患者健康。另外，患者体内过多的胆固醇还会加速脂肪的形成，加重肾脏的负担，导致肾小球硬化，加重病情。

因此，患者在治疗肾病的同时，服用降脂药很有必

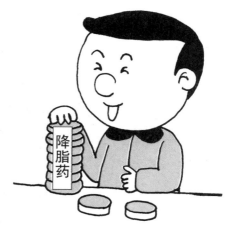

要。需要注意的是，降脂药应在医生的严格指导下服用，切不可自行用药，以免发生危险；对于肾病伴重度高脂血症患者，可采用血液净化的方法降低血脂。

对于肾病伴高脂血症的患者而言，盲目地服用调血脂药物，不仅会影响疗效，还会因药物的副作用使病情加重，因此，患者在服用调脂药物时应注意科学用药，以免给肾脏造成损害。

患者在选调脂药物前应根据自身血脂的特点进行选择，如胆固醇过高的肾病患者，宜选用他汀类药物；若患者要降低甘油三酯，则应选贝特类或烟酸类药物。患者服用调脂药

时，应掌握好药剂量，可根据自身情况，逐渐增加剂量，但不应超过药品说明书规定的用药剂量。另外，由于大多数调脂药具有肝毒性和肌毒性，肾病患者在服药的同时，应定期检查肝功能和血肌酸激酶的情况，若发现转氨酶和血肌酸激酶均高于正常值时应及时停药，以免加重肾脏损害。

患者在服用调血脂药物的同时，应关注与其同服的其他药物之间的相互作用，以免发生药物反应，损害肾脏健康。

❤ 肾病患者服用降糖药的宜忌

肾病伴糖尿病患者在治疗时往往会有多种药物一起服用的情况发生。那么，肾病伴糖尿病患者长期服用降糖药会不会对肾脏造成损害呢？

任何药物都会产生副作用，但患者在肝脏功能正常时服用降糖药是不会增加肾脏负担的；但若患者肝脏功能不良时，服用降糖药后就会出现损害肾脏的情况。因此，患者要严格控制药物的使用，在医生的指导下合理使用正规药物，切忌不可自作主张滥用药物自行治疗。

研究发现，肾病伴糖尿病患者服用糖适平会起到很好的降糖效果。糖适平属于短效磺脲类降糖药，可在患者肝脏代谢，只有非常少的部分在肾脏代谢，因此，糖适平治疗肾脏效果显著。

肾病伴糖尿病患者在服用降糖药前，应先了解哪些降糖药可导致低血糖现象的发生，从而选择合理的药物进行治疗。像胰岛素、口服磺脲类降糖药就很容易使患者发生低血糖现象，因此，肾病伴糖尿病患者要谨慎选择此类降糖药。

肾病伴糖尿病患者可依据尿白蛋白的检测情况选择降糖

药，以达到强化血糖控制的目的。而降糖药之所以会损害肾脏，并不是降糖药本身含有巨大毒性，而是这些药物需经肾脏排泄，会损害到肾脏功能。

若患者检测出血清酶轻度升高，则可选用不以肾脏为主要代谢方式的降糖药服用，如糖适平、糖苷酶抑制剂类药物等;若血清酶进一步升高，并伴有血糖下降的情况，应尽早换药，将血糖控制在正常范围内。

另外，对于肾病伴早期糖尿病患者来说，大都伴有气阴两亏、热结血瘀等症状，使患者肾体受损、络脉淤阻、体内蛋白质在尿液中渗漏，严重危及肾脏健康。

肾病伴早期糖尿病患者应以补血为重点，服用一些益气养阴、补肾活血的药物，可有效治疗以上症状，增强肾脏活力。患者可选黄芪泡水服用，此药对补气升阳有很好的作用，同时又具有增强机体免疫功能、减少尿蛋白排泄、抑制肾小球肥大等作用。

由于糖尿病伴肾病的发生与患者长期血糖高、血液黏稠度增加、血小板功能异常等因素有关，故患者还可用黄芪搭配山药、丹参、何首乌、女贞子等中药服用，以达到理想效果。

❤ 肾病患者服用磺胺类药物的宜忌

肾盂肾炎是指由细菌感染而引起的肾脏盂的炎症，一般分急性和慢性。当肾盂肾炎患者由急性转变为慢性时，很容易导致慢性肾功能不全，使病情难以控制。

肾盂肾炎的致病菌有大肠埃希菌、葡萄球菌和变形杆菌等，而磺胺类药物刚好对这些病菌有抑制或杀灭作用，临床治疗中效果明显。在治疗肾盂肾炎的过程中，如果能在使用磺胺类药物的同时，配合使用甲氧苄氨嘧啶，则杀灭细菌的作用将会更强。磺胺类药物在与小苏打同用时，也会提高肾盂的抗菌能力，减轻肾脏受到的损害，具有护肾的作用。

为了避免因服用磺胺类药物而引起的不良反应，肾病患者应严格按照药品说明书或遵医嘱服用，不能擅自服用或随意增大剂量，以防止药物在体内蓄积，对人体产生毒副反应。

肾病患者在使用磺胺类药物时，为了能促进药物排泄，减轻肾脏负担最好多饮用白开水；在用磺胺类药物治疗烧伤时，患者要注意减少服药次数，以免产生毒性反应；当服药期间患者发生磺胺药物过敏现象后，要立刻停止用药，以免发生意外。

磺胺类药物大多属于处方药，因此，一定要在得到医生开出的处方后再去购买。另外，孕妇应禁用磺胺类药物，以避免服用后导致胎儿畸形。

❤ 肾病患者能服用感冒药吗

肾病患者乱服、滥服感冒药很可能会对肾脏造成严重损害。因此，肾病患者应学会正确服用感冒药，尽量减少药物对肾脏的伤害。

感冒药中大多以解热镇痛药、抗过敏药为主要成分，而这两种成分会影响肾脏健康，因此，感冒药吃多了会伤害肾脏，而同时吃多种感冒药甚至会引起急性肾衰竭。

研究发现，肾病患者在服用感冒药后引发肾衰的很多，其主要原因是乱服感冒药所致，感冒后，患者多自行购买感冒药服用，有时会导致病情加重。感冒药中的解热镇痛成分，是损害肾脏的主要元凶。患者在服用感冒药后，药物会通过血液代谢到全身，最终要通过肾脏来解毒并排泄到体外，这无形中就加重了肾脏的压力。而如果患者又伴有糖尿病、肾炎等疾病，感冒后又不按医嘱服药而是乱吃一通，则更易加重肾脏负担，导致肾衰甚至尿毒症。

需要注意的是，含有损害肾脏毒性成分的药物不仅仅指感冒药，像抗生素、避孕药、部分中草药中也含有毒性。因此，对于肾病患者来说，如何服用感冒药，是一个大问题，须谨慎对待。

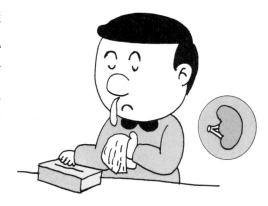

肾病患者在体温高于38℃时不宜服感冒药。这时可采用物理降温方式让体温下降，并要多喝水、多休息，但若出现高热不退的现象，应该及时就医，进行必要的治疗并按时吃药。许多感冒药的成分大同小异，服用时选择一种即可，切忌将两种或两种以上的感冒药同时服用，以免因剂量过大造成肾中毒，危害肾脏健康。

对于感冒的肾病患者，在自行购买感冒药服用的情况下，用药前一定要先读说明书，以便了解所服感冒药的副作用及禁忌，以免因吃错药诱发肾毒性。对于肾病伴高血压、糖尿病的患者来说，不可乱服感冒药，因感冒药、抗生素中的毒性会对患者产生较明显的不良反应。另外，老人、儿童等肾功能不全的患者，也应谨慎服用感冒药。

❤ 谨慎药源性肾损害

肾脏是将药物排出体外的重要器官，一旦用药不当或药物的毒副作用太大，就会影响肾脏的排泄功能，引起药源性肾损害。一般情况下，自行用药、不遵医嘱用药及需长期服药的各种疾病的患者，都易发生药源性肾损害。

当不了解自己具体病症及药物的药理、药性而自行用药后，就会很容易用错药，而增加肾脏负担，而有些药物的毒副作用对肾功能有较严重的损害。所以，在用药前，患者应了解自身情况，对症下药，才能起到治疗的效果。

另外，有些患有慢性疾病的患者需要长期甚至终身服药，这样一来会有更多的药物残留在体内，尤其是肾脏中，对肾脏造成严重损害，引起药源性肾损害。

❤ 肾病患者能使用激素吗

有些肾病患者在治疗中需使用激素，但如果激素使用不当，则会对人体造成新的损害，增加肾脏负担，使病情加重。所以，肾病患者在使用激素时应谨慎，最好遵医嘱用药。

想要使肾病的治疗效果明显，患者应在初使用激素时就投入较大的剂量，使激素一进入体内，就能迅速发挥药效缓解病情，达到治疗的效果。当病情逐渐稳定后，肾病患者可在医生指导下逐渐减少激素的使用量，一般在初使用激素的8~10周，患者就可与医生协商减少激素的使用量。

在减量的过程中，患者有可能出现病情反复发作的情况，这时应在医生的严格指导下逐渐减少用药量。而且，就算在减药的过程中，患者的不良反应较少且病情逐渐稳定，也不能突然减少过多的用量。正确的做法是不良反应越少，激素减量的速度应越慢。

肾病患者在使用激素进行治疗时，应掌握好激素的使用剂量，对于像强的松、可的松等肾上腺糖皮质激素类药物，在肾病治疗时若掌握不好用量则会产生严重的后果，而突然停药又会出现严重的激素分泌水平紊乱现象，导致肾脏病情恶化。那么，怎样选择控制肾脏病情的最小有效量，使激素对人体的毒副作用降到最低呢？

在激素减量的过程中必须保证患者的病情稳定，否则就不宜减量。激素只能控制病情而达不到治愈的效果，在为患者实行激素减量的过程中，必须保证患者有修复肾脏功能细胞的药物在发挥作用。

另外，患者在激素减量期间，应密切观察自身的症状，如有不良反应，应及时就医。

❤ 肾病患者使用激素应谨防副作用

肾病患者在治疗中多会用到激素，虽然使用激素治疗肾病效果较好，但长时间大剂量使用激素也会产生一定的毒副作用，因此，肾病患者在使用激素时一定要谨慎。

首先，患者在使用激素期间应与医生保持密切联系，随时将自己使用激素后的具体情况反馈给医生，避免意外发生。其次，在使用激素前，患者应确保自己没有结核病及其他感染类疾病，避免发生低血钾及感染。

　　肾病患者应了解，激素的使用剂量越大，潜在的副作用也就越大，而使用的总剂量偏少又会使病情容易反复发作，加大治疗的难度。所以，激素到底该用多少剂量，患者应与医生多沟通，并在其严格指导下用药。

　　另外，还有一种糖皮质激素虽然在一定程度上可提高肾病患者的短期疗效，但也会给患者带来很大的灾难，可能会使患者出现不可逆的严重不良反应。

　　长期大剂量使用糖皮质激素会使患者体内各种代谢物质发生紊乱，使患者钙吸收出现障碍，极易导致骨质疏松症，甚至引发自发性骨折。而在长期使用糖皮质激素治疗过程中随意停药也会使原有症状加重，出现反弹现象。患者在使用激素时一定要适量，不能为了追求疗效而大量应用。

　　糖皮质激素可促进细菌的生长繁殖及扩散，使机体防御能力降低，诱发感染，加重肾脏病情。它还可促进蛋白质分解，妨碍伤口愈合。它还可抑制骨的成长及蛋白质合成，能影响儿童生长发育，故儿童肾病患者应慎用。

❤ 糖皮质激素有哪些副作用

　　糖皮质激素又叫肾上腺皮质素，主要成分为皮质醇，具有调节糖分、脂肪和蛋白质的合成及代谢功能，还有抗炎、抗毒、抗休克等作用。但糖皮质激素的毒副作用很多，令很多肾病患者不敢使用或自行减少激素的用量，使治疗无法达到预期的效果，甚至还会出现各种不良反应。下面我们来看一下糖皮质激素都有哪些毒副作用。

　　精神障碍。长期大剂量使用糖皮质激素的肾病患者，会出现失眠、心跳加快等病症，甚至还会引起精神障碍。所以，有精神病史的肾病患者不宜使用糖皮质激素。

类柯兴综合征。这是一种因长期使用糖皮质激素而出现的肾上腺皮质功能亢进症，多是因肾病患者在长期使用激素的过程中，使体内的糖、脂肪及蛋白质代谢失调引起的。如果肾病患者在使用糖皮质激素后出现这种症状，只要在医生的指导下逐渐停药，就能有效缓解该症状。

❤ 长期使用激素易致维生素流失

长时间使用激素后，会使人体中的微量元素及各种维生素流失。

尤其是激素会限制人体对钙的吸收，使患者出现缺钙、骨质疏松等症状。激素还有破骨能力，容易使患者并发股骨头坏死症状，增加患者的痛苦。所以，使用激素后，补钙显得尤为重要。

为了防止出现骨质疏松及股骨头坏死症状，肾病患者应在使用激素的同时多喝牛奶，并服用钙片，以达到补钙强骨的目的。除补钙外，患者还应适当进行室外体育运动，多接受阳光照射，增强骨骼的强度。

❤ 肾病孕妇使用降压药的原则

对于肾病孕妇来说，在服用降压药治疗肾病的时候，应严格遵守医生的指导，科学用药，否则会增加胎儿畸形的风险。

研究发现，肾病患者在怀孕前3个月如果服用抗高血压药物，会导致胎儿患有严重的先天性心脏病和一定概率的大脑疾病，而在此期间不服用任何抗高血压药物的孕妇则不会对胎儿造成影响。因此，肾病孕妇在服用降压药物时，一定要考虑到药物对胎儿的安全是否会造成威胁。

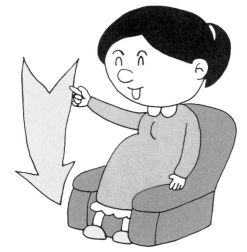

目前，在怀孕时服用降压药的妇女已越来越多，而降压药对晚期妊娠妇女存在很大的威胁，因此，肾病孕妇应立刻停止服用此类药物。

❤ 儿童肾病患者如何用药

儿童抵抗力较差，不善于表达自己的感受，因而很容易患急性咽喉炎、扁桃体炎和儿童呼吸道感染等疾病，这些疾病可致使链球菌感染而诱发肾炎。若家长不能科学合理的使用药物，而是错误地使用了一些抗生素药物给儿童服用，就会给儿童肾脏带来严重的损害。

研究发现，消炎药、阿司匹林、先锋霉素等药物都会对肾脏造成严重损害。服用过量的维生素A也会加重肾脏病情恶化，因此，儿童一定要在医生的指导下用药。

对于儿童肾病患者而言，除呼吸系统感染诱发肾病外，长期服用强的松、泼尼松等调节免疫的药物，也会使儿童抵抗力降低，诱发肾病。家长要经常带儿童参加体育锻炼，增强其身体抵抗力，减少呼吸系统感染的概率，从而避免因感染和错误用药而诱发肾病。

生长激素对于治疗病情稳定的儿童肾移植患者来说，可起到一定的免疫刺激作用，但它也存在安全性的争议。因此，儿童在做完肾脏移植手术后，应谨慎对待生长激素的使用。

实验表明，肾移植后的儿童患者使有生长激素进行治疗前，与治疗后的儿童患者在第五、第十五和第二十五周分别进行对照。结果发现，用药前与用药后没用明显差异，而在使用生长激素治疗后第五周时，其中一种细胞因子水平较对照组高2倍左右，而第十五周时，另外两种细胞因子较对照组高60%左右，所有这三种细胞因子的量均在第二十五周回到了基线水平，并未发现排斥反应。由此可见，生长激素治疗对已经稳定的儿童肾移植患者，会产生一定的一过性的免疫刺激作用，所以，使用生长激素治疗肾移植后的儿童患者时，应严密检测患者的免疫抑制状态和移植器官的功能，以免发生不良反应。

❤ 老年肾病患者服用药物的注意事项

老年人抵抗力较差，往往会同时患有多种疾病，存在多种症状，因此，用药时不仅要选择对肾病治疗有效的药物，还要兼顾其对其他疾病带来的不良影响。

老年肾病患者应注意了解药物的特性。若所服药物是以原形或代谢产物经肾脏排泄的药物，应谨慎服用，此类药物易蓄积在体内导致中毒。但强力霉素这类药物口服后是由粪便排泄的，服用后不会在体内蓄积，可适当服用。

　　另外，老年患者用药，了解药物的潜在毒副作用也很重要。对具有一定肾毒性的药物，如妥布霉素、新霉素、链霉素、头孢霉素等应慎用，必须使用时应注意调整用药剂量。对于像新青霉素这类药物，虽本身不带肾毒性，但患者服用后往往会引起药物过敏，也需谨慎对待。

　　老年肾病患者机体各器官的功能大大减退，特别是肠胃功能对药物代谢能力的下降，使原本排泄药物能力不强的肾脏压力增加，导致药物在体内蓄积，加重病情。因此，老年肾病患者用药，需适当减少药量，以免给肾脏带来不利影响。

　　对于药效较强、安全范围小的药物，老年肾病患者在调整剂量时应特别谨慎，最好在服用时进行血药浓度监测，以免发生危险。值得注意的是，老年肾病患者用药时间不宜过长，达到疗效时应及时停药，以免造成药物中毒。

　　大剂量的用药，会给老年肾病患者带来严重的毒副作用。老年肾病患者血浆蛋白水平较低、药物和血浆蛋白的结合率下降，在服用大剂量药物后，易出现毒副作用。因此，一定要控制好药量，以免加重病情。

♥ 帮肾排尿素的氧化淀粉

　　氧化淀粉是淀粉与高碘酸钠的化合物，是一种口服的肠道吸附剂。慢性肾衰竭患者的肾脏功能较弱，使人体产生的尿素无法经由肾脏正常排出，很容易因尿素潴留体内引发中毒。而氧化淀粉正好可使尿素经由肠道，随大便排出体外。

　　因此，不能进行透析的慢性肾衰竭患者可口服氧化淀粉，使肠道在一定程度上充当肾脏的功能，将尿素及其他废物排出体外。

　　需要注意的是，氧化淀粉有一定的副作用，如腹胀、腹泻等。如果口服氧化淀粉后，患者出现严重腹泻或较严重的胃肠道反应症状，应立即停药及早就医。

❤ 小苏打辅助治疗酸中毒

　　小苏打又叫碳酸氢钠，是强碱与弱酸中和后生成的酸式盐，具有弱碱性，为吸收性抗酸药，也是一种用于代谢性酸中毒的药物。当慢性肾衰竭患者发生酸中毒时，便可口服小苏打进行辅助治疗。

　　慢性肾衰竭患者的肾小管会产生过多的铵离子，这种物质会使肾小管的代谢加速，增加肾脏的炎症反应，加重病情。而小苏打可减少肾小管铵离子的产生，从根本上保护肾脏，增强肾功能。

　　需要注意的是，小苏打属于含钠的盐类，需低盐摄入的患者应在使用小苏打后减少饮食中盐的摄入量。另外，小苏打虽然没有明显的毒副作用，但也应遵医嘱服用，不可随意加大用量。

❤ 潘生丁可防肾血管内血栓形成

　　潘生丁又叫双嘧达莫，具有抗血液黏稠、防止血栓形成、扩张冠状血管、促进侧支循环形成和轻度抗凝的作用。不仅可应用于肾病的治疗，还可用于肾病伴冠心病的治疗，有抗血小板凝集的作用。

　　肾病患者常伴有不同程度的血液黏稠情况，服用潘生丁可有效防止肾血管内血栓的形成，有助于肾病的康复。另外，潘生丁可用口服和注射两种方式使用，口服期间，不宜喝茶、咖啡等饮料；注射时不能与其他药物混合注射。潘生丁属于处方药品，患者应在医生的指导下使用，以免因服用不当出现乏力昏厥、头痛眩晕、胃肠道不适等症状。肾病伴低血压患者应慎用潘生丁，以免导致不良后果。

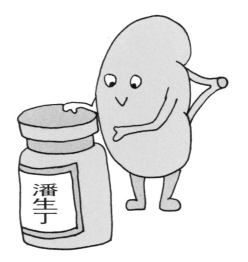

❤ 治疗肾病的普利类降压药

　　普利类降压药包括卡托普利、依那普利、赖诺普利等药物，这类降压药除具有显著的降压效果外，还有降低肾小球内压力、减少尿蛋白、延缓肾功能减退的作用。因此，普利类降压药对于肾脏的治疗有很好的作用。

　　对于肾病伴高血压患者，服用普利类降压药，不仅能降低血压，还能治疗出现的尿蛋白、轻度水肿、肾功能减退等症状，减轻肾脏负担，是高血压肾病患者的首选药物。

　　对于患有慢性肾炎、肾病综合征、无症状性蛋白尿的患者而言，在其本身血压并不高的情况下，也可服用普利类降压药，达到降低尿蛋白的作用。

❤ 哪些药物治疗高尿酸血症

高尿酸血症是指血中的尿酸盐增多，若不采取及时有效的治疗，往往会发展为痛风，甚至损害肾脏。对此，患者可选用磺苯呋酮和别嘌呤醇这两种药物进行治疗。

研究发现，对于长期患有高尿酸血症的肾病患者而言，在降低尿酸治疗的一年里，其中100人接受的是别嘌呤醇的治疗，另外100人接受的是磺苯呋酮的治疗。虽然用这两种药物治疗的患者的肾脏功能和尿酸指标均有好转，但磺苯呋酮对降低血清尿酸的效果要比别嘌呤醇稍好，对于肾功能下降的患者更能起到显著的效果。

❤ 他汀类药物治肾效果好

研究发现，肾病患者服用他汀类药物，能减少血管内皮的炎症反应、调节血管壁细胞的增殖和凋亡，稳定血管内的斑块，延缓动脉壁样硬化和冠心病的发病进程。因此，对于肾病伴心绞痛的患者来说，可服用他汀类药物进行治疗，效果很好。

他汀类药物可通过调节肾病患者肾组织内细胞增殖与凋亡的平衡、改善肾脏血液循环等，起到保护肾脏、延缓肾衰、提高心脏移植成功率等作用。他汀类药物对抑制破骨细胞活动、促进造骨细胞增生有很好的作用，对骨质疏松症可起到很好的预防作用。

另外，他汀类药物不仅可调脂，还可起到保护心血管系统的作用，减少不稳定性心绞痛及急性心肌梗死患者的死亡率，降低患者因心衰而住院的概率及中风引发的危险性；对于老年和心血管疾病肾病患者，也可服用他汀类药物，但具体服什么药物及服药量的多少，应遵医嘱。

❤ 中药宜治急性肾炎

　　急性肾炎又称急性肾小球肾炎，主要特点为血尿、蛋白尿、高血压和肾小球滤过率下降。

　　目前，对于急性肾炎并没有特别有效的治疗方法，一般是以防治急性并发症，保护肾功能为主。患者也可在药物治疗的同时，配合饮食或运动自行恢复肾脏功能。研究发现，采用中医中药治疗急性肾炎，可有效改善患者的肾功能，使病情加速好转，减少急性肾炎转变为慢性肾炎的概率，对患者十分有利。

　　中医治疗肾炎的方法很多，只要对症下药，都会有明显的治疗效果。患者在治疗过程中应多卧床休息，不可做剧烈运动，控制水和盐的摄入量，以免增加肾脏负担。

❤ 中医治肾病与西医有什么不同

　　治疗肾病有很多方法，中医治疗是其中一种。中医治肾不同于西医，它主要强调的是功能，即主管人体的水代谢，靠肾阳的气化作用，对肾、脾、膀胱等参与水代谢起的主导作用；而西医所强调的是结果，主要表现为在排除尿液和各种代谢产物后调节水、酸碱的平衡，另外，也表现为分泌激素的作用。

由此可见，中、西医在诊断治疗上是截然不同的。

中医治肾病大多根据患者的具体表现，得出一个证，此证与西医的病是完全不同的。换言之，一个西医的病，中医可采用多个证进行治疗，即相同的病可采用多种方法进行治疗，而不同的病，中医也可有相同的证，即不同的病也以采用相同的方法进行治疗。

值得注意的是，中医强调具体问题具体分析，根据每个病人体质因素、精神状态、年龄、性别等的不同，处方用药都会有相应的变化。中医治疗肾病的基本特点是辨证论治。

三、这些药物最损肾

　　相信一部分肾病患者在治疗的过程中，听到过"药源性肾损伤"这个词。什么是药源性肾损伤呢？它是怎么造成的呢？原来，这是由于人们在患了其他疾病后盲目吃药治疗所导致的。因此，在这一节中，我们着重讲解哪些药物会对肾脏造成损害，让读者远离药源性肾损伤。

❤ 解热镇痛药伤肾的表现

　　解热镇痛药具有消炎、解热、镇痛的作用，普遍应用于治疗头痛、风湿热、肾小球炎等症状，但它对肾脏有较强的毒副作用，是致使药物性肾损害的重要原因之一。

　　患者服用解热镇痛药后，若出现少尿、肌酐、尿素氮升高等现象，则是急性肾衰竭的临床表现；对于患有急性间接性肾炎的患者而言，在服用解热镇痛药后，除会出现血尿、蛋白尿、白细胞尿等现象外，还会出现发热、皮疹等症状。而解热镇痛药所致的间接性肾炎则可表现为肾病综合征，即出现大量蛋白尿、高度水肿、高胆固醇血症等。

　　解热镇痛药是日常生活中常见的药物之一，像阿司匹林、去痛片等都属于其范围，它具有抑制炎性介质前列腺素的合成功效，可抗炎、抗风湿及解热镇痛。但前列腺合成减少，又会对肾血管造成不利影响，使患者肾血管收缩、肾血流减少、肾小球滤过率降低等，严重者甚至会引起肾衰竭。

研究发现，在全部急性肾衰患者中，因服用解热镇痛药所致者占很大一部分，而对肾病伴高血压、肝硬化腹水的患者而言，在服用解热镇痛药后引起的肾损害更大。因此，避免乱用解热镇痛药是肾病患者尤其要注意的。

另外，肾功能不良者应避免选择具有较大肾毒性的药物服用，如乙酰氨基酚、非那西丁、氢灭酸等；对于需要长时间服药的患者，也需谨慎服用消炎药、甲灭酸等药物。

由此可见，肾病患者服用此类药物后应注意观察自身情况，发现不良反应应立刻停药，及早就医。

♥ 氨基糖苷类抗生素对肾脏负担较重

氨基糖苷类抗生素大部分是从肾脏排泄，若长期大量应用，会给肾脏带来较重负担，那么，氨基糖苷类抗生素对肾脏的损害具体有哪些呢？掌握其致病原因，对预防肾脏疾病有很好的作用。

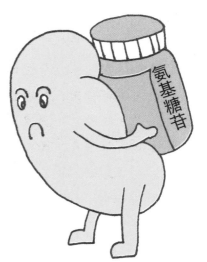

氨基糖苷类抗生素可抑制溶酶体磷脂酶的合成，造成脂质沉积、溶酶体损伤裂解等，导致线粒体损伤，细胞内钙离子内稳失调，能量代谢异常，细胞损伤、坏死等。长期服用还可能导致急性肾衰竭。

研究表明，应用庆大霉素、新霉素等氨基糖苷类抗生素药物，几天后，肾脏会发生不良变化，出现肾毒反应，患者多表现为多尿、糖尿、氨基酸尿等症状，若此时使用利尿药等，还会使肾毒不断增加。因此，在使用庆大霉素、新霉素等氨基糖苷类抗生素药物后，肾小管内压力会增高，导致肾小球滤过率下降，使肾小管损害，甚至坏死。

❤ 氨基糖苷类抗生素的危害

肾病患者在服用氨基糖苷类抗生素药物后，若表现有眩晕恶心、眼球震颤、共济失调、耳蜗神经损伤、听力下降等症状，则是诱发了耳毒性，那么，为什么服用氨基糖苷类抗生素药物会导致这样的后果呢？了解其致病原因对治疗疾病大有好处。

研究发现，耳毒性发生机制可能是由内耳淋巴液药物浓度过高所致，进而损害内耳柯蒂器内、外毛细胞的糖代谢和能量代谢，导致内耳毛细胞膜上钠钾离子泵发生障碍，致使毛细胞功能受损。如卡那霉素、新霉素等可产生耳蜗剧毒，庆大霉素可引起前庭毒性等。

患者服用氨基糖苷类抗生素药物后，应注意观察是否伴有耳鸣、眩晕等早期症状发生，一旦出现这些状况，应立即停药。另外，多数肾功能损害都是可逆的，但服用氨基糖苷类抗生素药物不仅会导致肾排泄功能减弱，还可使耳毒性增加，造成不可逆损害。

氨基糖苷类抗生素可与肾小管腔膜带阴离子的磷脂结合，通过吞噬作用，进入肾小管细胞内的溶酶体，并随药物积聚在溶酶体内，抑制由磷酸酯酶和鞘髓磷酶而形成的髓样小体。虽然氨基糖苷类抗生素有很好的治肾病作用，但使用过量同样会导致肾小管上皮细胞死亡，给肾脏带来严重损害。

一般情况下，氨基糖苷类抗生素可造成肾脏功能和结构的改变，引起可逆性蛋白尿、血尿、肾小球变性等症状的形成。用药量较大时，在一段时间后还会使患者发生肾功能不全症状，严重者出现非少尿性急性肾衰竭，但停药后可逆转。

另外，氨基糖苷类抗生素大剂量使用时具有肾毒性，而且随患者年龄的衰老、肌酐清除率的减退，其肾毒性也会增加；原先就存在肾功能不全、血容量减少的患者在使用此抗生素后，肾毒性也会增加。并且在同时合并使用其他肾毒性药物的情况下，也会增加其肾毒性。

❤ 氨基糖苷类抗生素配合不当伤肾脏

氨基糖苷类抗生素主要由氨基糖和氨基环醇以苷键相结合的易溶解于水的碱性抗生素组成，日常生活中常见的有庆大霉素、大观霉素、链霉素等。这些药物与某些药物合用时会使肾毒性增加，患者使用此类药物时，应注意了解其药物配伍禁忌，以降低因配合不当对肾脏造成的损害。

氨基糖苷类抗生素不可与强利尿药一起使用，否则会加强氨基糖苷类抗生素的耳毒性副作用，导致耳聋。另外，在与红霉素一起使用时，也可使氨基糖苷类抗生素的耳毒性副作用加强，因此，联合用药时应慎重。

庆大霉素不可与头孢菌类联合用药，否则会导致肾毒性加强。内酰胺类抗菌药物也不可与氨基糖苷类抗菌药物联合使用，虽然这两种药物联合使用时可用于治疗重症感染，但也会危害肾脏。氨基糖苷类抗生素不宜与神经肌肉阻滞类药物合用，它可导致神经肌肉阻滞类药物的药性加强，引起患者骨骼肌麻痹；氨基糖苷类抗生素与碱性药物合用也会增加毒性，合用时须谨慎。

❤ 服用阿司匹林不宜大剂量

肾病患者在采用药物治疗时，难免会用到阿司匹林，那么，怎样使用阿司匹林才能起到治疗肾脏，将伤害减到最小的效果呢？研究发现，服用小剂量的阿司匹林不会对肾脏带来有害影响，但服用大剂量的阿司匹林，则会使肾功能损伤。

对于肾病伴动脉硬化的患者而言，使用阿司匹林时应注意了解阿司匹林给自身带来的益处和弊端。实验表明，血肌酐大于1.3mg/dl的高血压患者使用阿司匹林时，心血管疾病和心肌梗死的发生率均有较明显的下降趋势，而血肌酐大于1.7mg/dl的患者在使用阿司匹林一年时，也不会增加主要出血风险。由此表明，小剂量使用阿司匹林可为肾病患者带来益处。

另外，肾功能不全的患者在进行冠脉搭桥术前连续服用阿司匹林可保护肾功能；慢性血液透析患者每日接受小剂量阿司匹林治疗，对抗血栓有很好的作用。

❤ 环孢素可降低移植肾脏存活率

环孢素也称环孢霉素A、环孢灵、山地明、环孢素等，可用于治疗肝、肾、心脏移植的抗排斥反应。研究发现，肾移植患者如果仅采用环孢素进行肾脏的抗排斥治疗，其存活率高于多种药物同时使用，并可延长移殖肾脏的半寿期。

话虽如此，肾移者患者也应慎用环霉素。单一使用环孢素治疗抗排斥反应，会使患者对其产生依赖性及抗药性。大部分使用环孢素的患者，最终还需配合激素进行治疗，有的甚至需用咪唑疏基嘌呤。这对肾移者患者来说，并非好事。

除此之外，患者每天2次或多次使用环孢素，也会降低移植肾脏的存活率。年龄、透析时间、移殖肾脏保存时间等均会影响环孢素的药效，降低移植肾脏的存活率。

❤ 肾移植患者不宜服用圣约翰草

经常使用圣约翰草能诱导细胞色素氧化酶的活化及糖蛋白的表达，因此，肾移植后的患者不宜服用，以免出现排斥反应，危及健康。

研究发现，患者在使用环孢菌素的同时服用圣约翰草，当停止服用圣约翰草后，其血药水平会明显上升，待迅速调整剂量后，血药浓度才会降到正常水平。由此可见，圣约翰草能和其他药物起反应，影响环孢菌素代谢，加重肾病患者的病情。

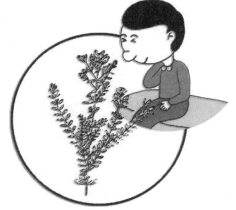

另外，肾移植患者在接受环孢菌素的治疗时，由于其血药

浓度突然降低，往往不得不加大用药剂量，而在增加用药剂量后，患者有时还会出现血药浓度较低的情况，此种服药后致使血药浓度降低的情况也不容忽视。因此，肾移植患者不宜用圣约翰草，以免发生不良反应，给肾脏带来严重伤害。

❤ 小心止痛药的副作用

任何药物都有一定的副作用，止痛药也不例外，它能引起肾脏和心脏方面的疾病，给患者健康带来很大影响。

罗非考昔是止痛药的一种，它可增加患者肾脏负担和导致心率不齐。因此，服用此种药物时，一定要小心谨慎，非服不可时要严格按照医生指导进行。

另外，对于抑制剂类的止痛药而言，它不仅可有效治疗关节炎，在服用该药时还可避免其与肠胃发生副作用，因而被广泛应用于由其他原因所引起的身体疼痛。但是患者服用此药时间不宜过长，以免诱发心肌梗死和中风。

❤ 青霉素类药物伤肾脏

青霉素又称盘尼西林、配尼西林、青霉素钠等，它可通过抑制细菌的转肽酶来阻止细胞壁合成中的黏肽交联，使细胞壁合成发生障碍，导致细菌破裂而死亡，是一种可治疗肾病的抗生素。但使用不当也可引起肾损害，其中包括多发性动脉炎和肾小球肾炎、急性肾衰、间接性肾炎及肾小管等损害，患者大多表现为少尿、血尿、蛋白尿、酸中毒等症状。而其注射液可有效地治疗肺炎、创伤感染等，但因其容易过敏，且过敏后很难抢救，故宜尽量少用。

氨苄西林，即氨苄青霉素，它的抗菌作用与青霉素相似，可治疗肠道炎、败血症等症状，虽毒性较低，但大量或长期使用也会伤肾，加重肾毒性。另外，百多邦也有较强的抗菌性，可有效治疗糜烂、溃疡、外伤感染等症状，但对肾脏会有非常大的伤害，若不是有较严重的外伤，一般不宜用此药。

❤ 头孢类药物应谨慎使用

头孢类抗生素在治疗细菌感染性疾病中有较大的应用价值。研究发现，第一代头孢菌素有不同程度的肾毒性，但头孢氨苄、头孢拉啶等肾毒性却不是很明显。而头孢唑啉的肾毒性则很轻，但剂量较大也会发生肾毒性严重的情况，尤其对老年肾病患者来说，使用不当易导致肾脏器官功能障碍，危害健康。

头孢氨苄属于广谱抗生素，它可有效治疗肾病患者肺炎、呼吸道感染、皮肤及软组织感染等，但大量或长期服用会增加肾毒性；头孢拉啶也属于广谱抗生素，它不仅可治疗呼吸道、泌尿系统的感染，还可治疗败血症和骨感染，肾病患者在服用时应注意控制药量，量大同样会导致肾毒性。

值得一提的是，庆大霉素毒性较大，非必要时不宜使用。

❤ 使用四环素应防病情加重

四环素类抗生素是由链霉菌产生的一类碱性抗生素，对革兰阴性、阳性菌和滤过性病毒等有很好的抑制作用，是一种广谱抗菌素。其本身没有毒性，但却可使血清尿素氮浓度增高，使已有肾功能减退的患者病情加重。

对于肾病伴肝病患者而言，不宜使用此类药物，否则可使患者产生肝损伤，症状轻者出现肝功能异常，但长期或大量应用则会导致患者肝细胞脂肪浸润变性，危及肾脏健康。由于四环素类药物可加重氮质血症，因此，对于肾功能不全的患者来说，应远离此药，若非使用不可，则应减量应用。

另外，对有肾盂肾炎的孕妇来说，应禁用四环素类药物，此类药物可加重孕妇的肾衰竭，使其血尿素氮和肌酐增高，加重病情。

❤ 服用利福平应谨慎

利福平不仅是治疗肾病伴结核病症的药物，还可治疗尿道炎等疾病，但若掌握不好用药剂量，利福平也可引起肾脏损害，严重者可导致急性肾衰竭，危害肾脏功能。

研究表明，用利福平治疗急性肾衰竭的患者，治愈后停止用药不久，其中约8%的患者因结核病复发、约10%的患者因尿道炎再次服用利福平而发病，另外还有6%的患者在三十天内因多次大量服用利福平，出现溶血、肾衰竭、黄疸等症状。

由此表明，利福平导致溶血和肾肝损害机制是产生了抗利福平药物抗体，其临床特点是患者有间断服用利福平药物史。因此，对于急性肾衰竭的患者来说，间断服用利福平会产生严重后果，使患者出现腹痛腹泻、恶心呕吐、腰肌疼痛等症状。所以，肾病患者在应用此药时应小心谨慎，多监测尿液及肾功能的情况。

利福平的主要成分是利福霉素，它虽属广谱抗菌药，对治疗结核很有效果，但毒副作用也很强，尤其会对肾脏、肝脏带来非常严重的损害。利福平虽然有治疗腹泻的作用，但若服用剂量不对，往往会引起肾衰，因此，此药除用于治疗结核外，最好不要用于治疗其他疾病，以免给肾脏带来危害。

目前，因服用利福平而致肾衰的透析患者人数正成上升的趋势，由此可见，有很大一部分肾病患者对利福平的药理情况还不清楚，最终因吃错药给肾脏带来严重后果。

肾病患者在患有腹泻等症状时，可选用比利福平不良反应小的其他治疗腹泻、消炎的药物，以降低药物的不良反应对肾脏的损害。

❤ 中草药服用不当易致肾损害

对于患有尿毒症的患者来说，多数是由于长期、大量、盲目地服用中草药引起的，可见，中草药并非没有任何不良反应，服用不当同样会引起肾毒性，给患者肾脏造成严重损害。

如用中草药制成的减肥药，虽然减肥效果很好，使女性拥有了苗条身材，但大部分服用此类减肥药的女性患肾衰竭症、尿毒症的概率大增。因此，中草药肾毒性应引起肾病患者的高度重视。

中草药所含有的毒素会损伤肾小管，致使肾小管坏死，还可引起肾病患者的过敏反应，致使其局部急性过敏性间质性肾炎的发生。对中草药的煎制方法，一定要严格执行，如附子在久煎的情况下副作用会减少，而山豆根则会因长时间煎煮而使不良反应增强，对锅的选择也很严格，否则会因为所选器具不当，使毒性增加。

♥ 含朱砂中药损害肾脏

朱砂具有安神、镇静等作用，存在于许多中药中，但朱砂中含有汞、铅、锑等对人体有害的物质。

朱砂会损害患者肾小管、肾小球，造成间质性肾病、肾坏死等症状，导致患者肾衰竭，甚至造成死亡。

目前，市场上含朱砂成分的中成药越来越多，如朱砂安神丸、牛黄清心丸、跌打丸、小儿回春丸、婴儿乐等，这些药物若服用不当，则会给肾脏带来极大的损害。肾病患者要认清朱砂的药理特性，服用含朱砂成分的药物时要对症下药，不可大剂量服用，最好在医生的指导下进行，以免因服用不当而发生药物中毒。

♥ 服用木通应谨慎

木通性微寒、味苦，具有通利血脉、泻火行水的功效，对治疗尿赤、水肿、肾衰竭有很好的作用。

木通含有的马兜铃酸，可损伤肾小管及间质，使近端肾小管刷状缘脱落，甚至坏死，导致患者出现肾性糖尿和低分子蛋白尿等症状；使远端肾小管出现酸中毒、低渗尿等症状。另外，含有马兜铃酸的其他中草药也有可能造成肾毒性，患者应谨慎对待。

由于肾病患者服木通出现不良反应的症状不是非常突出，往往不易察觉，因此，应谨慎服用。

❤ 益母草具有肾毒性

益母草含有益母草碱、水苏碱、益母草啶、亚麻酸等化学成分，具有活血祛瘀、调经消水的功效，对女性月经不调、水肿下水、尿血泻血等症状有很好的治疗作用。但益母草中含有的益母草碱、水苏碱、氯化钾等成分会使肾病患者出现头痛、腰痛、蛋白尿、消化道出血等症状，甚至引起患者休克及急性肾衰竭。

实验表明，益母草可引起小鼠肾间质轻度炎症及少量纤维组织增生、肾小管轻度脂肪变等症状，甚至引发急性肾衰竭症状的发生。由此可见，益母草具有一定的肾毒性，肾病患者在服用益母草时应谨慎，掌握好服药量。另外，益母草还会导致过敏反应，患者服用后会出现皮肤发红、胸闷发慌、呼吸加快等症状，而过量服用还会引起腹泻腹痛等症状。

❤ 服用雷公藤可致肾毒

除含有马兜铃酸的中草药外，还有一些中草药也可引起肾脏损害。雷公藤就是其中一种，它含有雷公藤生物碱，其毒性可损害肾、肝、胃肠道及中枢神经等，致使患者腰痛、尿少、血尿、蛋白尿、酸中毒等，严重者甚至导致急性肾衰竭症状的发生。

雷公藤可刺激肾病患者胃肠道，使患者发生厌食、恶心、呕吐、腹泻等症状，甚至出现消化道出血等症状；雷公藤也会损害肾病患者生殖系统，女性服用后表现为闭经、月经周期紊乱等症状，男性则会有不育的症状。肾病患者在服用雷公藤后可发生口唇及口腔黏膜糜烂、溃疡等症状，甚至会引发白细胞减少、心律失常等症状。

值得注意的是，服用雷公藤时，患者应定期检查血尿常规、肝肾功能，随时调整用药量。另外，儿童、孕妇及有严重肾、肝疾病的患者应禁用此药。

♥ 肾病患者不应过多服用参类

人参是驰名中外的珍贵药材，也是深受人们喜爱的补养佳品。人参中富含人参皂苷、多糖、挥发油、黄酮苷等营养元素，具有补血补元气、生津固脱的功效。人参能提高人体的免疫力和抵抗力，促进糖、蛋白质等在体内的代谢，能调节血压，调节大脑皮质兴奋性。人参虽好，但若慢性肾炎伴水肿的患者服用，则会加剧其水肿现象，故不宜盲目服用。另外，对于肝肾阴虚、气阴两虚的患者来说，应避免服用人参，以免导致不良后果。

西洋参是一种名贵的药材，主要产于美国、加拿大等地。别名花旗参、广东人参、西洋人参等。西洋参性凉，味甘、微苦，具有生津止渴、补气养阴、清火益胃的功效。中医主治肝虚久咳、阴虚内热、失血等症。西洋参中含有的人参皂苷、挥发油、树脂、氨基酸、多糖等成分，具有抗癌、抗辐射、抗疲劳、抗衰老、促进血液循环、提高免疫力、保护心血管系统的作用。

西洋参虽是大补之品，但具有一定的抗利尿作用，肾病患者应慎服，否则可能会引起畏寒、食欲不振、腹痛腹泻、过敏、皮肤瘙痒等不良反应。因此，患者应听从医生建议，适量食用西洋参。

❤ "偏方"治疗肾病需谨慎

由于慢性肾病是一种病程较长，而且比较难以治疗的疾病，所以很多肾病病人在治疗肾病的过程中会出现病急乱投医的现象，不管是什么样的偏方怪方，他们都愿意试一下，认为最多没有效果，对身体没有伤害。其实这样的想法是十分要不得的。

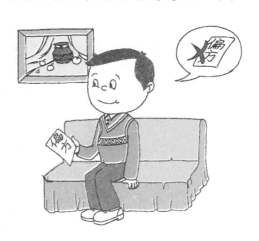

有很多病人特别迷信一些偏方和秘方，因此一些可速见成效的"秘方""偏方"泛滥成灾，这些药方大多没有明确来源，用法也千奇百怪，很容易让一部分患者上当受骗，轻则财产受到损失，重则生命受到威胁。当然其中也不乏一些真正的"效方""验方"，但一定要由真

正内行的人才能判断真伪。

另外，近年来还出现了"苗药""藏药"，它们同中药一样，有自己独特的一套理论体系，在长期实践中也取得过神奇效果，也是我国文化宝库中的瑰宝，可是，由于人们对它知之甚少，极容易造成治疗上的混乱，使患者无所适从。

因此，慢性肾病病人在治疗肾病的过程中，一定要注意正规治疗。不要盲目的迷信一些偏方和怪方，这些方子并不一定有治疗效果，反而会有一些副作用。

❤ 哪些中药易伤肾

草乌是温阳药的一种，其性热、味辛苦，有祛风除湿、温经止痛的功能，对于治疗风寒湿痹、关节疼痛有很好的作用。但草乌含有的乌头碱、中乌头碱等化学成分，对肾病患者肾经功能有一定的影响，极易引起肾衰，应谨慎使用。

肾病患者在服用草乌时，一定要注意用量和服用方法。切忌不可用冷水煎服或泡酒饮用，而是应用开水长时间煎煮，方能去其毒性；也可用绿豆或金银花解其毒性，以免对肾脏带来严重损害。

另外，肉桂也属于温阳类药物，它性热、味辛甘，有散寒止痛、活血通经等功效，可用于治疗肾病患者心腹冷痛、虚寒吐泻、温经通脉等症状。但肉桂中含有的桂皮醛也有损害肾脏的作用，因此，肾病患者在服用肉桂时也应谨慎。肉桂皮性热活血、易伤胎气，对于肾病孕妇来说，不宜食用，否则不仅会导致自身肾衰竭，还会影响胎儿的正常发育。

一些抗肿瘤类药物，如斑蝥、马钱子、山慈姑等，有一定的肾毒性，因此，肾病患者在服用此类药物时要谨慎。

斑蝥有剧毒，服用过量会引起肾功能损害、尿血、腹泻、恶心、呕吐等症状，严重者还会出现肝、肾衰竭及神志昏迷等症状，若救治不及时，患者则会因肝、肾衰竭而亡。

马钱子有散血热、消肿止痛的作用，对治疗肾结石有一定的作用，但其含有番木鳖碱有毒成分，会引起肾病患者急性肾衰竭，甚至因肾衰竭导致死亡。患者在服用马钱子不当的情况下，会有口舌糜烂、四肢抽搐、尿量减少、昏睡等症状，面对此种情况，应立刻停止用药，及早就医。

山慈姑含有的秋水仙碱可损害肾脏，对健康不利，患有肾小球炎的患者不宜服用。

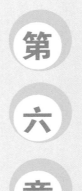

第六章

运动健身又健肾

　　生命在于运动，人活在世上，就要不停的运动，哪怕是病人，也需要进行适当的活动，健身的同时，也能达到治病的作用。这就是我们日常所说的运动疗法。那么，肾病患者该如何运动才能强肾健肾呢？本章中，我们就将带您踏上运动之路，一起找寻其中的奥秘。

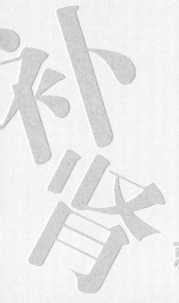

一、了解运动健肾的常识

大多数肾虚患者都会有怕冷、出虚汗的症状，这时候，我们就应该运动起来，出出汗，排排毒，让身体热起来。这样一来，上面的症状就会逐渐消除了。其实，运动不仅能强身健体，还能强肾健肾。本节中，我们就为读者介绍一下运动健肾的医学道理和注意事项。

❤ 再忙也要运动健肾

肾病患者体质较弱，能参与的体育项目本来就很少，而很多患者还在找各种各样的借口拒绝进行体育锻炼。最常听到的理由是工作太忙，没有时间。

这类肾病患者多以中青年为主且病症较轻，很多时候忽略了体育锻炼的重要性，觉得自己每天工作十分繁忙，根本没有时间进行体育锻炼。还有一部分人将体育锻炼与工作混淆在一起，认为工作中已经消耗了大量体力，没必要再另找时间进行体育锻炼。

事实上，工作中的体力活动并不能使身心得到放松，相反还会增加患者的压力，使身体和心理处于高度紧张的状态。这个时候，适当的体育锻炼是很有必要的。虽然大部分人工作都很忙，但5分钟、10分钟的时间应该很容易挤出来，每天多挤出几分钟，运动的时间也不少。因此，工作忙并不是借口，肾病患者尤其应挤出时间进行体育锻炼。

❤ 了解健肾的运动疗法

运动疗法分为全身运动和静止运动两种，全身运动能增强肌肉组织血流量和心肺功能，静止运动则能增强人体肌力，提高肾脏功能。

肾病患者在采用运动疗法时应遵循特定的运动原则，并依据患者的年龄、性别、病情轻重、生活环境、兴趣爱好等做出具体的运动计划。

首先，患者进行体育锻炼必须持之以恒。肾病患者必须长期坚持运动才能达到治疗效果，发生急性病症时可以停止运动，其他时间最好不要间断。

其次，肾病患者选择运动疗法应因人而异且要循序渐进，这样才能起到辅助治疗肾病的作用。循序渐进的运动方式，对糖尿病肾病患者尤为有利。老年肾病患者宜选择散步、慢步行走等强度较小的运动方式，年轻人可选择跑步、骑自行车等强度较大的运动方式。

❤ 肾病患者如何运动最好

肾病患者体质较弱，而且存在个体差异，因此运动强度应根据自身情况灵活掌握。轻型肾病患者可选择跑步、游泳等消耗体力较快的运动方式，从10分钟开始，慢慢增加运动时间和强度。随着体质的增强，可逐渐增加运动量并延长运动时间，这样循序渐进，才不会对肾病患者造成不良影响。

老年人或较重型肾病患者，其运动量应控制在较低水平，时间不宜过长，应以散步、步行等强度小的运动方式为主，避免运动量过大增加肾脏负担，养肾不成反伤身。

肾病患者应长期坚持运动，但多少运动量才算合适，才能达到强肾健身的目的呢？目前，评定运动量是否合适，国际上通用的方法是依据肾病患者运动后的个人感觉来判断。

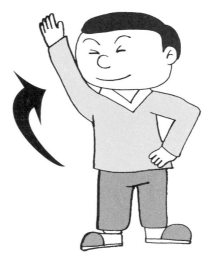

肾病患者在运动后感觉精神饱满，体力充沛，并且能很快入睡，醒来后精神状态良好，说明这样的运动量是适宜的。适宜的运动量会使患者在稍事休息后，还会有继续运动的欲望，并且不会感到疲惫或精神不振。运动量过大，肾病患者会感到头晕眼花、胸闷气短、身体乏累、晚上无法入睡，不仅影响患者的病情，还会使其不想再进行体育锻炼。出现这种状况时，患者应考虑减少运动量，直到感觉身体能适应为止。运动量不足也很好判断，如果患者在运动后无发热感且没有出汗，可断定为运动量不足，应适当增加运动量。

❤ 运动前后的注意事项

身体健康者在进行体育锻炼时应按照一定的方法，循序渐进，才能避免伤害身体，达到增强体质的效果。肾病患者更应选择一种适宜的运动方法，才能从中受益。

肾病患者在进行体育锻炼之前，应先做一些准备活动，如甩甩手、伸伸腿等，使身体细胞活跃起来。准备工作做好后，即可根据自身身体状况进行适宜的运动了。运动不可过激也不能太小，激烈的运动会损害肾脏，而运动量太小又达不到辅助治疗的效果，因此，肾病患者一定要把握好运动的强度。

运动结束后，患者不宜立刻停下所有活动，坐下或躺下休息，应做一些缓慢的整理运动，使心率和血压慢慢降下来，以免因突然停止运动而引起头晕、晕厥等不良反应。

肾病患者应根据自身病情，制订适合自己的运动计划。计划定好后并不表示就可以马上开始运动了，不管是肾病患者还是健康人群，都要在运动之前热身。而肾病患者除了热身运动，还要做一些其他的准备工作，以免在运动中发生意外。

肾病患者应选择好运动时所穿的衣服和鞋子，以免因穿着不当而对身体造成不必要的伤害。衣服宜选宽松舒适的运动衣裤，鞋子应选富有弹性的运动鞋，最好再搭配一双吸汗的棉袜。运动之前，肾病患者一定要做好身体检查。强行运动会导致患者体内代谢紊乱，加重病情。

肾病患者在运动之前宜喝些开水，保证体内水分充足，之后进行几分钟的热身运动再开始正式运动，这样才能达到健肾的效果，且不会损伤身体或加重身体负担。

肾病患者在运动过程中应密切注意自己的身体状况，如果出现不适症状，应立即停止运动，及早就医。

如果肾病患者想改变运动方式、增加运动量或改变运动时间，最好每隔10分钟或20分钟检测一下肾功能，判定活动量及活动时间是否合适。如果肾脏出现异常，应立即停止运动。肾病患者在运动中出现胸闷、头晕眼花、心跳缓慢、血压下降等症状，可能是运动量过大，心脑供血不足所致。需要注意的是，有严重并发症的肾病患者应做些强度小的运动，有些并发症患者还应禁止运动。

❤ 如何选择适合自己的健肾运动

运动可根据体内氧代谢的状况分为"有氧运动"和"无氧运动"。大多数肾病患者适宜进行有氧运动，如像散步、太极拳、体操等强度小、节奏慢、运动后不会出现心搏过快的运动。但即使是强度小的有氧运动，肾病患者也应根据自身情况来选择。

从事脑力劳动的肾病患者容易患神经衰弱、偏头痛等病症，这类患者应选一些有利于大脑功能运作的运动，如游泳、爬山等。伴有肥胖症的肾病患者体力、耐力都比较差，运动时易造成关节、韧带损伤，因此应选择一些较轻松的运动项目，如散步、骑自行车等。

老年肾病患者身体素质较差，生理功能减退，应避免强度大的运动项目，以步行、太极拳等运动为佳，体质良好者可以爬爬山，但不宜过量。

❤ 运动方式也很重要

生活中的运动方式多种多样，但不是每一种都适合肾病患者。肾病患者在选择运动方式时，可以咨询主治医师，以免在运动中发生意外。

适合肾病患者的运动方式主要有：散步、做操、太极拳、游泳、跑步等，其中最安全的锻炼方法是散步，也是最容易长期坚持的运动方式。散步也称为慢步步行，除了这一种，步行还包括快速步行和竞速步行，其速度和强度各不相同。一般情况下，肾病患者在运动时应选择先慢后快，先小量后大量的运动模式。

上班族中的肾病患者可在下班后步行回家，将运动融入日常生活中，这样的运动方式也更容易被快节奏的生活所接受，能让患者轻轻松松地运动。

❤ 增强肾功能的运动

很多运动都能增强肾功能，经常坚持，对补肾强身非常有利。

按摩腹部。患者仰卧在床上，双手交叉叠放在肚脐处，手指指腹按顺时针方向缓慢而均匀地按摩脐部，每次按摩30下左右，每天2次。在按摩腹部时应注意，饭后不宜立即进行按摩运动，以免影响胃肠的消化及吸收。

调节呼吸。早晨醒后，先不要急着起床，平躺在床上，双腿并拢伸直，双手轻贴于胸腹部，采用腹式呼吸法，呼气时腹部向内凹陷，吸气时腹部向外鼓起。呼吸应缓慢且均匀地进行。

转动腰部。早上起床后，先不要急着下床，双腿跪坐于床上，背挺直，臀部稍稍向后翘起，双手叉腰由左向右慢慢转动身体。转约20次即可。

❤ 良好运动习惯帮助健肾

生命在于运动，经常运动对健康有益无害。对肾病患者来说，坚持不懈的运动是养肾护肾的关键。

患者平时有计划、有方法的多动，可起到强肾健身的作用。患者应进行持久温和的运动，如散步、太极拳等。

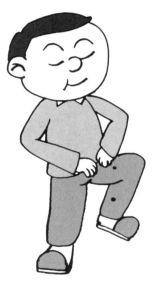

肾病患者可多从事一些体力劳动，但应劳逸结合，才能达到锻炼身体的目的。可以说，体力劳动是保持健康的必要条件，也是增强肾脏功能的重要因素之一。

多动脑也是多动的一种表现。人体脑细胞多用才能逐渐变得有活力，肾病患者可根据自己的兴趣爱好，不断地从学习新事物中获得动脑的机会，体验获取新知识的喜悦。生活变得丰富多彩了，生命自然就变得有价值了，健康也就随之而来了。此外，肾病患者平时可多参加有意义的社会活动，获取新知识，激发脑细胞活力，奉献自己的爱心与智慧。总之，多动的好习惯会帮你战胜肾病，获得健康。

❤ 呼吸运动保肾脏

很多人会出现胸闷、气短、记忆力下降等症状，应经常进行呼吸运动。这样不仅会给内脏和细胞提供充足的氧分，还可增强免疫力，减少疾病的发生。特别是对肾脏有很好的保健作用。

人们常用肺呼吸，其实还可采用一些其他的呼吸方式，如用腹部呼吸等。用腹部呼吸指吸气时将小腹收缩，呼气时小腹放松。这种呼吸方式可使身体吸入充足的氧气，有补肾调气、强肾健体的作用，同时会让上身动起来，避免出现中下肺作废的症状。

❤ 肾病患者小心运动不当

肾病患者可以通过运动的方式辅助恢复肾功能，但如果运动不当，就会危害患者的身体健康。有些肾病患者在运动结束后会有全身酸痛的感觉，这正是运动不当造成的。患者在运动中受到损伤，轻则浑身酸痛，严重时会危及生命。

肾病患者运动不当，可能会受到意外伤害或慢性劳损伤。意外伤害主要是在运动中受到碰撞、扭伤等；慢性劳损伤是由于关节部位使用频率过高，造成的慢性疾病。慢性劳损伤与肾病患者选择的运动项目有直接关系，经常做剧烈运动的患者易患上慢性劳损伤，使关节逐渐老化，对身体健康十分不利。

❤ 轻度运动保肾脏

运动保健是众多保健法之一，它对于治疗肾虚气短、腰酸背痛等症状有很好的作用，对于肾病伴高血压、冠心病的老年患者来说，平时进行一些力所能及的体力活动和体育锻炼尤为重要。

患者可到花园、树林等空气中负离子多的地方散步，做深呼吸、扩胸运动，使身体得到充分放松。在不感觉疲劳的情况下，每天坚持看书、下棋、绘画等脑力运动，可使患者大脑得到锻炼，延缓大脑衰老。对于肾病伴颈椎病的患者来说，运动时要注意适当休息，以免感到疲劳，使病情加重。

另外，患者应根据自身情况，适当进行家务劳动，以缓解紧张心理，有助于肾病康复。肾病患者可去菜市场买菜，在适合种植的季节种些茄子、辣椒、生菜等蔬菜。以上闲情逸志的悠闲活动，是养肾护肾的最佳保健法。

❤ 老年肾病患者如何运动

运动疗法是肾病的基本治疗方法之一。适当的体育锻炼不但有利于控制患者病情，还能有效防治其并发症。特别是老年肾病患者，常伴有一种或多种并发症，更应该进行适当的体育锻炼。

老年肾病患者各器官顺应性变差，反应能力下降，并发症也逐渐显现，所以在运动时应选择强度小、舒缓的运动方式，如散步等。患者在运动前应做热身运动，避免进行长时间、剧烈的运动，否则会使血压升高，诱发心绞痛甚至心肌梗死或脑梗死等。患者运动时动作应轻缓，以免发生碰伤、扭伤等意外。患者运动过程中出现头晕眼花、心悸、疲惫等症状，应逐渐停止运动，严重者应立即到医院诊治。

❤ 糖尿病肾病患者如何运动

并不是所有肾病患者都适合进行运动疗法，重症肾病患者就不宜进行体育锻炼。除了重症肾病患者，以下几类肾病患者也不宜采用运动疗法。

伴有严重高血压、缺血性心脏病的肾病患者不应进行体育锻炼，因为运动会加重患者心脏负担，很有可能诱发心绞痛甚至是心肌梗死；糖尿病肾病患者不宜进行较剧烈的体育运动，如果这类患者出现足部溃疡、间歇性跛行、下肢动脉血管闭塞等症状应停止运动，以免增加下肢负担，造成新的损伤；糖尿病肾病患者容易并发眼病，应避免过量或剧烈运动，因为这类肾病患者在运动后往往会出现眼底出血症状，严重者还会造成大出血，导致失明。

二、这些运动最健肾

了解了运动健肾的好处，那么哪些运动才是适合肾病患者进行的呢？气喘吁吁的长跑和高难度的器械健身，都不适合肾虚或肾病患者。反倒是日常生活中很简单的一些运动，更能起到强身健肾的作用。本节中，就为读者列举这些运动，让患者轻松健肾。

❤ "天人合一" 护肾法

天人合一的医疗保健方法是根据自然环境能量波动规律与人体的相互作用，有针对性地选择人体器官能量供应和功能活动的最佳时段进行体育锻炼。肾病患者按照这个方法练习，可大大提高强肾健身的效果。其锻炼的最佳时间为酉时，也就是下午5~7点这一段时间。

肾脏亏损的患者可在这一时间段就坐于地板或床上，双腿平伸，双手手指交错伸向天花板，手心向上。双手尽可能伸远，当背部和两侧肌肉完全伸展感觉疲倦时可将手放在头上休息，然后再举起，自由呼吸数次，此方法可反复练习。另外，对于并发慢性膀胱炎、前列腺炎的肾病患者，可选择在申时，即下午3~5点这一时间段进行练习。

❤ 最常见的日常健肾法

众所周知，肾脏是人体重要的器官之一，有藏精纳气、滋养脏腑元气的作用。因此，平时就要做好保肾健肾的工作，以养肾护肾。

大部分人每天早上起来，除了刷牙之外，就不再做其他关于牙齿的护理了。其实，每天早上醒来之后，上下牙齿各叩击36次，有补肾壮阳、强肾健身的作用。"肾主骨，牙齿为骨之余"，叩齿不仅可有效防止牙齿坏损，还对肾脏有很好的保健作用。其方法虽然简单，但非常重要。

肾病患者也可对气海穴进行按摩，只需将意识集中于气海穴即可。经常凝神于气海穴，可以使人精力充沛、气血顺畅，从而促进肾脏运动。

❤ 补肾健身的基本方法

补肾运动方法各有所异，但若在运动过程中，掌握健身的基本方法，效果将更加明显。

马步健身法。肾病患者需扎稳定的马步，双脚脚趾抓地，气沉丹田，双手掌心朝天，慢慢向上提气，同时将气从鼻孔压出。如此反复练习，可使两肋舒适。

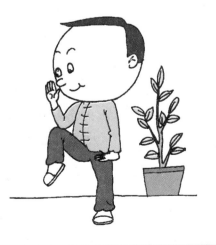

丁步健身法。肾病患者需摆出丁步桩的姿式，两掌向前平伸，腹部收缩同时用丹田呼吸，如此练习数十次即可。

三体健身法。肾病患者先摆三体式桩姿式，舌头抵住上腭，呼吸缓和、自然。站桩时间慢慢延长，身体也会随之逐渐强壮。

无极健身法。肾病患者自然站立，两脚开立，略比肩宽。双手下垂，手心向内。气沉丹田，意念领气走遍百会、涌泉、会阴等穴。久练此功，可使身体内劲充足。

❤ 经常走猫步增强男性肾功能

医学研究发现，经常走猫步不仅可以强身健体、缓解心理压力，还可以增强男性肾功能。

男性每天坚持走猫步，可使阴部肌肉保持张力，还能改善盆腔的血液循环。走猫步的时候会形成一定幅度的扭胯动作，这对人体会阴部能起到挤压和按摩作用。会阴部有一个会阴穴，此穴位是任、督二脉的交汇点。按压会阴穴不仅可以改善泌尿系统，还可以祛病强身。对于男性来说，走猫步可以预防和减轻前列腺炎症状；对于女性而言，走猫步则可以减轻盆腔充血、缓解腹部下坠等症状。

❤ 踮脚尖运动能强肾

平时做踮起脚尖运动，可以锻炼屈肌，还能使三阴经穴位畅通。用脚跟走路可以锻炼小腿前侧的伸肌，疏通足三阳经穴位。两者交替进行，则有祛病强肾之功效。

对于男性而言，踮起脚尖小便可以增强肾功能。坚持做踮脚尖运动，还可缓解因长期站立而导致的脚痛，辅助治疗慢性前列腺炎、前列腺肥大等病症。对于女性而言，在蹲坐的同时第一、二脚趾用力抓地，可补肾利尿。

对于老年人来说，做踮脚尖运动时一定要注意自身安全，以免因站立不稳而摔倒。对于严重的骨质疏松症患者来说，也不宜做此运动，以免加重病情。

❤ "蹲"出来的保健效果

很多人认为蹲着矮人一等，其实，这种看法是片面的。

医学研究发现，蹲会使人处于一个点的状态，此种状态接近于太极态，人体折叠浓缩，躯干贴着肢体，上下肢互抱，经络穴位更加接近。在这种状态下，上下错位，阳经阴经各组穴位又回到母腹中的位置。如此推断，蹲是可以蹲出健康的。

对于肾病患者来说，要蹲得深，使躯干下沉，臀部尽可能地接近地面；要蹲得紧，将因生长而分开的头颅、躯干、四肢尽可能地贴在一起；蹲得久一点，将自己以太极态的形式折叠起来，这对肾脏保健可起到非常好的效果。

"蹲"下来简单，但做到位很难。患者要想使蹲发挥强肾健身的作用，就一定要掌握其要点。平时做蹲式练习的时候，应以紧、近、静、尽四点为标准，脑中应牢记"蹲"对身体的好处。

所谓紧，是指身体各个部位以肚脐为中心紧缩、贴拢，躯干压向大腿，大腿反压胸腹，其合力向肚脐周围压去。

所谓近，是指臀部及身体其他部位尽可能地贴近地面。

所谓静是指环境要静，蹲者的头脑也要保持静的状态，抛开一切杂念，专心练习。

所谓尽，是要求蹲者在练习的过程中尽力达到极限，蹲的时间尽可能延长，对待练习要尽心尽力、持之以恒。

♥ 肾病患者宜慢跑

对许多肾病患者来说，快步行走半个小时多少都有些不适应，毕竟生活中很少进行这种运动。其实，慢跑就是一个不错的选择。

慢跑时应两手微握拳，上臂和前臂弯曲呈近直角。两臂自然前后摆动，上体略向前倾，尽量放松全身肌肉。

两脚落地要轻，前脚掌先着地。跑步时，最好用鼻呼吸，以免空气直接刺激咽喉、气管，引起咳嗽、恶心、呕吐等症状。慢跑时的呼吸一般是两步一呼吸，也可以三步一呼吸。

慢跑结束时，应逐渐减慢速度，及时擦干汗水，休息一段时间后再冲洗身体。

♥ 光脚走路也健肾

这是和散步相似的一种健肾强肾方法，不同的是患者需光着脚，在一段铺有鹅卵石的小径上行走。这种方法能有效地按摩肾病患者的足底，促进全身尤其是肾脏的血液循环。

脚底有肾脏的对应反射区，对其进行按摩，能起到补肾养肾的功效。同时，脚底的涌泉穴是人体足少阴肾经的终点，刺激它即可刺激肾脏细胞，激发人体的内在活力，加强对内脏器官尤其是肾脏的滋养，从而起到调理肾脏的作用。

如果将这种运动和倒行健身结合起来，能更好地带动肾脏运动。倒走时需腰身挺直或略后仰，腹肌绷紧，脊椎、腰背肌、腹肌，都承受了比平时更大的重力和运动力，使向前行走得不到充分活动的脊椎、背肌和腹肌也动了起来，有利于调气活血，增强肾脏活力。

❤ 行走锻炼保肾脏

行走锻炼既可以增强体质、防治疾病，又可以促进肾脏运动。行走方式的锻炼方法，动作简单易行，长期坚持练习，对肾脏有很好的保健作用。

快步走法，又称竞技步行，要求患者选择道路松软、宽阔的地方练习。每分钟走120步左右，此运动可刺激肾脏血液循环。

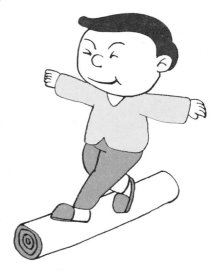

踮脚走法，要求患者选择平整松软的路面，将两脚跟提起，用前脚掌走路，身体重心移至踝关节和脚掌前部。坚持练习，可滋肾补脾、调肾补气。值得注意的是，练习踮脚走时，由于局部身体负担过重，因此行走时间不宜过长。

过独木桥走法，患者站稳，伸开双臂，与肩持平，集中注意力，在地面上选择一条直线。准备完毕后，两脚在这条直线上进行行走练习。此方法可以刺激足三阴经和足部反射区，从而达到固肾壮腰的目的。

♥ 快步走的好处

快步走属于步行的一种，是肾病患者宜选择的一种日常运动方法。它简单易行、安全性高、适应人群广，往往成为医生极力推荐的健身方法之一。快步走的速度和运动量介于散步和竞走之间，对行走的姿势、速度和时间都有一定的要求。

从医学角度看，快步走能通过迈步、脚步落地等动作，带动肾脏运动。同时，走路时需横隔肌、腹肌和腰肌的配合，对肾脏是一个很好的恢复性锻炼。肾病患者在室外进行快步走运动可接触到不同的风景、人物，易使精神放松，有助于患者病情的恢复。

具体来说，快步行走的要点有这么几项。抬头挺胸，伸长双腿迈步，脚跟先着地，之后是前脚掌；双脚依次抬离地面，双臂随之自然摆动；快步走的速度一般在每分钟一百步左右，体质不同的患者的步速也不同，每次步行半小时到一小时即可。

锻炼一段时间后，行走的距离会加长，体质得到改善，锻炼效果也会逐渐显现。

♥ 锻炼臂力可强肾

锻炼臂力的方法不仅可以集中精神，还可以强肾健身。

此套方法简单易做，老少皆宜，且效果明显。

　　患者双手分别提起两桶水，身体站直，上身微微前倾。双手分别向左右两侧打开，双臂端平。将水桶缓慢降至膝盖高度，再往上提，反复进行。患者还可仰卧在地板上，身边放一张桌子。双手放在头部下方，分别抓住两只桌腿。双腿慢慢向上举起，用力向上挺伸，高度与地面呈锐角即可。在空中停顿一会儿，再放下。用力将双腿向上提起，与地面呈直角，停顿，放下。做以上两组动作时需挺直脊背。

　　患者站直身体，双腿稍微分开，两脚呈"八"字形。将两个装满水的瓶子放在脚前，瓶口塞紧。弯腰，双手抓住瓶子，将瓶子横在手中向上举起，举过两肩上方后停顿几秒，再放在地上，反复进行。弯腰抓瓶时，双腿要挺直绷紧，举瓶时身体要保持直立姿式。

❤ 补肾护肾的保健运动

　　预防和治疗肾病的运动方法很多，患者可以选择体操、跑步、游泳等体育项目，也可选择补肾护肾保健法。

　　患者自然站立，轻轻闭上双眼，身体充分放松，两手放在丹田穴附近与劳宫穴相对。深呼吸，先吸后呼，双手慢慢翻转使手背相对，向身体两侧分开至胯部。再翻掌，两手心相对慢慢合拢于丹田，如此反复做此套动作。右脚向前迈半步，脚尖着地，用鼻子做短促的吸气，两手自然摆动。收回右脚迈开左脚，同时用鼻子做短促呼吸，如此反复做此套动作。

　　患者还可仰卧在床上，全身放松，轻轻闭上眼睛，两手放在肚脐旁边，自然呼吸。待身体完全放松后改顺腹式呼吸，用鼻子吸和呼，吸气时腹部向内凹，呼气时腹部向外凸，也可配合点按足三里穴。

❤ 手穴点压可补肾

肾病患者应该学会手穴点压法，不仅可以随时指导别人为自己按摩，还可以减轻肾脏负担。这种手穴点压法，除了穴位少、易掌握、操作简单之外，还不受时间、地点的限制，可缓解肾病给患者带来的痛苦。

患者可根据自己的舒适程度，坐卧站姿均可，施术者面向患者，双手拇指指尖对准患者穴位，其余四指自然并拢，对患者手指形成环抱。施术者将食指第一、第二关节放在患者穴位对侧作依托，拇指和食指逐渐用力捏，在患者能接受的情况下尽量用力，一般捏3分钟，之后改为点穴，即拇指不与穴位脱离接触，一松一压为一次，稍停片刻再压穴，然后再点穴，共压点三次。

❤ 自我催眠防治肾病

自我催眠保健法同瑜伽、生物反馈等疗法有着密切的关系，也是一种开发自身潜能进而进行自我保健的方法。经常练习此方法，有健肾、防治肾病的作用。

肾病患者练习时可选择一舒服姿势，坐、仰卧均可。坐姿要求含胸收腹、下颌内收，双手自然放在腿上；仰卧姿势要求患者两脚稍张开，两手放在身体两侧。

选择完姿势后患者放松自己的右手，体验放松后产生的沉重感，并自我暗示，感觉手越来越重。放松左手、上身、右腿、左腿、右脚、左脚，同时注意这些部位的沉重感。调整呼吸，放松身体，微微闭上双眼，慢慢进入自我催眠状态。想象体内病灶化为浊气排出体外，经络畅通且肾气旺盛。

❤ 新奇的捶撞补肾法

捶撞补肾健身法是一种独特按摩疗法，不仅可以行气血、舒筋通络，还可强肾健体。

捶打法。患者坐在椅子上，双手握拳，深呼吸，身体放松。抬起握拳的双手，放置前额，双手反复捶打前额两侧，使前额的头维、神庭、眉冲等穴位受到刺激。双手依次捶打前额、头顶及后颈部，反复进行数十次，使百会、天柱等穴位受到刺激。

撞背法。患者双脚分开站立，与肩同宽，站在一平面墙壁的前面，放松身体。身体向后仰，背部撞击墙壁，借撞击反作用力使身体向前倾，如此反复进行。撞击下背时，双腿下蹲成马步，上背适当向前弯曲，双臂下垂，向后撞击，力量由轻到重，直至全身发热为止。每天早晚练习，效果更佳。

❤ 补肾壮阳养生法

补肾壮阳养生法可以根据患者的体质、所处环境，采用舒适的姿势进行练习。

患者慢慢增加肺活量，为生殖系统输送更多的氧气，呼吸的时候用嘴巴、鼻子均可，舌尖要轻抵上腭。在不改变自己平常呼吸方式的基础上逐渐增加呼吸的深度，这种方法对初学者和肾气不足者尤为适用。

患者全身放松，排除杂念，调整好呼吸，两手相叠向趾骨下推按摩。此法有增强消化系统、增强丹田力量的功效。还原，两手移向背后，两掌心上下轻轻按摩肾俞穴，待掌心微热时，以两手大拇指点住肾俞穴作相对挤压。此法有增强肾阳、益精气的作用。

❤ 前侧双推补肾法

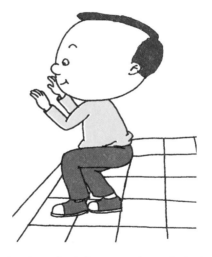

前侧双推掌法是一种简单、有效的补肾保健运动方法。每天坚持练习，对肾脏健康极为有力。

站立，伸开双臂。双手手掌向下向内划去，手臂伸直，脘部沉压，使力量达到两掌心，同时眼望双掌。双臂向上抬起，两手心朝前，肩部尽量前伸，同时吸气，目视双掌。分开两掌手指，两臂同时伸直向体侧展开，脘部屈立成八字掌，掌心朝外，配合呼吸，目视正前方。两臂同时屈肘内收，手掌旋至腰间，掌心朝上，手指朝前，配合呼吸，目视正前方。

两掌同时一边向内旋转一边从腰间向前推出成圆的姿势，脘部屈立。力量到达掌心，同时配合呼气，目视正前方。双臂同时屈肘还原成原姿势，同时配合吸气，目视前方。两手掌同时一边内旋一边从腰间推向体侧成圆的姿势。同时配合动作呼吸，眼睛正视前方。

❤ 适合肾病患者的体侧运动

体侧运动也是一种健肾的运动方法，肾病患者不妨试一下。

直立。左脚向身体左侧迈一步，同时两臂侧举。重心移至左腿，右腿后屈，同时右臂上举，左手触右脚跟，目视左手。身体向右侧屈，同时左臂上举，右臂屈肘于体后，还原成直立。左脚向身体左侧迈一步，左手叉腰，右臂上举，同时身体向左侧屈一次，还原成直立。身体向左侧屈，上体还原成直立，同时左臂伸至上举，右臂下拉至肩侧屈。还原成直立。

左脚向身体左侧迈一步，同时两臂屈肘经腰推至左肩前举，右臂上举。上体左转呈直角，同时左臂侧屈，手背贴于后腰，右臂胸前平屈，指触左肩。上体右转呈钝角，同时两臂经水平向右摆动至左手胸前平屈，右臂侧举，目视右手，还原成直立。

左脚向前迈一步，同时两臂胸前屈。右腿并左腿，同时前臂向内绕至前举。屈腿，同时上体右转呈直角，左臂前举，右臂胸前平屈后振，眼看右手，还原成直立。左脚向侧一步成开立，同时上体左转呈直角，两臂经侧至侧上举，还原成直立。

❤ 肾病患者宜做双掌运动

患者做好准备姿势，站立，伸开双臂。两臂缓慢放下，两掌放在胯部两侧，掌心朝下，手指朝前，力量到达掌心。抬起两脚脚后跟，头向上仰，双肩下沉，同时将意识集中于颈椎，有意识地将颈部向上提拔，腰椎部向下压。吸气，眼睛注视前方，还原站好。

两掌向上一边旋转一边推掌，两肘挺直，腕部弯曲，掌心朝上，手指相对，力量到达掌心。头部向上仰起，眼睛看向上方。意识集中于骶骨部位，意识向下拉，使腰、胸、颈椎等部位向上提拔，同时吸气。两掌分别向上翻压，肘部挺直，掌心朝下，手指朝前，力量到达掌心。抬起两脚后跟，头向上仰，两肩下沉，将意识集中于颈椎并向上提拔，腰、椎、骶骨向下压。同时配合动作呼气，眼睛看正前方，还原站好。

❤ 呼吸也能补肾

呼吸法是一种非常有效的补肾保健锻炼方法，长期坚持锻炼此法，还会起到防病健肾、畅通经络的作用。

肾病患者端坐，双手平放膝上，手心向下。身体自然放松，集中精神。片刻后，调整呼吸，使其均匀和缓，不要刻意追求深长。注意力随呼吸而体验皮肤毛孔的细微开合。吸气，将注意力随着胸廓张起，皮肤毛孔张开，吸取自然界的清新空气。呼气，胸廓压回，同时将体内浊气通过皮肤毛孔排出，然后关闭毛孔。

如此反复，均匀呼吸。胸廓如同风箱，周身毛孔如同穴道，一起起伏开合。结束时，吸气，同时将注意力转至丹田，呼气时再将注意力转至小腹，睁开双眼，归位。

❤ 肾病患者宜做的捧气灌顶运动

这种方法来自于传统武术中的"捧气灌顶"招数，省去了一些不容易掌握的部分，能帮助肾病患者放松精神，调理肾脏功能，有助于排毒恢复肾健康。

两脚开立，与肩同宽，双膝微屈，松腰松膝，眼微闭，舌舐上腭。两臂在胸前作抱球状，平心静气，大脑进入冥想状态一刻钟。两臂胸前上提，举过头顶，手背朝天，两手心正对百会穴，稍停一会儿后，两手从头顶经两耳侧徐徐沿体两侧而下，反复数次。

❤ 跳跃运动具有健肾作用

适当进行跳跃运动，可促进身体的血液循环，通经活络，还具有健肾的作用。

两脚开立，比肩稍宽，同时两臂前举，立掌。上体前屈90度，两臂侧举，同时目视前方。两臂上举于手腕处交叉，五指分开，掌心向前，眼望手掌。

收左腿恢复直立姿势，同时两臂胸前屈，拳心向后。屈伸腿一次，同时两臂伸直，且两手由拳变掌经前、下向后绕至上举，掌心向前。直腿体前屈一次，手指触地，还原成直立姿势。

半蹲开立，两臂胸前平屈，双手握拳。向上跃起同时两臂侧举，双手握拳。落地时成半蹲开立姿势，同时两臂上举至头顶击掌一次。向上跃起同时两臂侧举，左弓步跳，同时两臂前举，两手互握。向上跃起同时两臂胸前悬肘，向左转90度左弓步跳，同时两手叉腰。之后，跳跃还原成并立姿势。

❤ 凤摆头健身强肾法

凤摆头健身强肾法可在日常生活中进行，不分时间、场所的限制，长期坚持练习，有利于缓解肾病患者的病情。

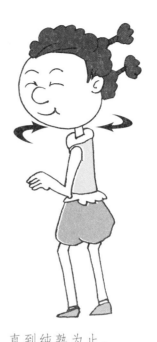

站定，两脚开立与肩同宽，调整呼吸，右脚前伸，左手从体前至印堂穴，右手向身后后移，腰右转到极点，左手掌心对着额头印堂穴约两拳的距离，右手掌心在身后正对腰椎，距离约一掌。

上身向右转回正前方，左手向前下方划去，左手转到身体的右侧，迈左脚，换成右手对着额头印堂穴，左手对着后腰尾椎部位。如此动作，反复练习，直到纯熟为止。

❤ 按膝静坐可补肾

对于身体比较虚弱的肾病患者来说，经常做手按膝部静坐法，可以有效缓解体虚气短症状，有利于肾病患者上下相通、阴阳平衡。

静坐可以使患者集中注意力、心定气和，不但能祛病强身，还能增强肾功能，维持身体的阴阳平衡。患者在练习静坐时要保持上身自然端正，盘坐于垫子上，双手放在膝部，也可将左掌放在右掌上面，两拇指尖相对，放在腹部肚脐之下。患者除了可以盘坐外，还可以采用平坐的方式练习，身体端坐稳坐在凳子上，两腿自然分开，与肩同宽，膝关节弯曲呈直角，双脚平行着地，脚底踏平。

手按膝部静坐法，是医疗保健的重要方法之一。它可借助手心劳官穴的热度，促使膝部经脉温暖畅通，并使热量传至足部的涌泉穴。如此循环调息、调心，可促进肾脏运动。

❤ 适合年轻患者的倒立运动

倒立是很多年轻人喜欢的一种健身方法，对补肾也有很大帮助。身体素质较好的肾病患者，可以考虑采用这种方法辅助恢复肾健康。在站立的时候，身体的骨骼、内脏和血液循环系统在地球引力的作用下，产生下坠的负重作用，易导致肾衰竭等疾病；而倒立时，身体各关节、器官等所承受的压力发生了改变，肾脏肌肉的紧张度也发生了变化，对肾健康有较大帮助。

倒立具体的做法是身体直立，左脚向前迈出一步，膝盖自然弯曲。双手着地，右腿充分伸展；头顶着地，左腿向后伸直使两腿并拢；用脚尖慢慢地移动，先向左侧移动90度，腰部要向相同方向提高再放下；往右移动90度，到达定位后重复前一动作。

需要注意的是，头和手要始终固定在同一位置上；饭后2小时内或喝水过多时不宜做；做完此动作后不宜马上休息，应稍事活动后再休息。

❤ 站立也能护肾脏

肾病患者常会表现出腰酸背痛、面黄肌瘦、耳鸣乏力等症状，严重者还会影响身体其他器官的正常代谢，甚至危及生命。因此，平时一定要做好肾脏的养护工作。

单膝支撑，一条腿跪在地上，另一条腿的小腿垂直而立，上身挺直，腰微微向后放松，慢慢用力，上身与大腿垂直，脚背慢慢放松。此动作能帮助患者强腰壮肾。双膝支撑，双腿与脚背平放在地上，大腿直立与身体成一条直线。用此法锻炼起初会有一种腰酸的感觉，但可以调动气血、充润全身。坚持练习，可增强肾功能。

双脚并拢站立，对补肾气有特殊的作用。双脚并拢，使两脚尖和两脚跟并拢，也使双腿靠在一起。此方法很简单，随时都可以练习。

❤ 减轻肾脏负担的还阳卧式养肾法

还阳卧式养肾法是肾病患者宜选用的一种运动法，可减轻肾脏负担。

患者需身体自然平躺，两腿同时向内弯曲两脚心相对，双手分别放在大腿两侧，手心向内。这种还阳卧式方法更容易使身体放松，可以有效地充盈阳气和肾气，有利于补充肾阳气。此法还可提升至混元卧法，自然平躺，两腿同时向内弯曲，两脚心相对。双手交叉轻放于头顶，手心正对头顶百会穴。混元卧法不仅可以补肾，还可辅助治疗失眠、神经衰弱等症状。

肾病患者躺在床上，全身放松，舌抵上腭，双目微闭，自然呼吸，两脚分开，双手放在大横穴上。

吸气，脚尖向上翘，两手向上沿足太阴脾经向上推擦至肋骨处。呼气，两手由锁骨下方凹陷处向下，沿足阳明胃经推擦脐下处，两脚恢复原位。

上述动作可重复进行，每次做一二十分钟即可。这些动作熟练后，还可加上一些其他的养肾动作，如双手掌根骨按在下丹田，由下向上再向左向下做旋转推按。

❤ 坐式与扩胸补肾健身法

患者坐在椅子上，身体自然放松，两腿分开，双臂弯曲侧举，手指伸向头部，在两耳附近为宜。双手向上举，同时吸气，以两肋部有所牵动为度，复原时呼气。力道适中，不宜过猛。此动作可活动筋骨、疏通经脉，还可缓解年老者体虚气弱的症状。

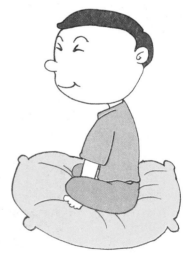

坐式补肾健身法还可选择另一种方式练习，身体放松，患者端坐，两腿自然下垂，缓慢左右转动身体数次，且上身要保持直立。双脚向前摆动数次，次数可根据个人体力酌情加减。此动作可缓解腰膝酸痛症状，经常坚持还可起到健肾的功效。

以扩胸运动为主的锻炼方法，既可配合治疗肾病，还可锻炼胸肌，增强肾功能，一举多得。

扩胸运动做法简单，先站立，两臂抬起，肘部半屈，双手握拳，手向下。挺胸，同时两臂用力后拉。恢复原来姿势，重复此动作。

两臂伸直，用力后拉，手心朝前，同时挺胸。两臂向前挥动，胸部放松。如此反复做扩胸动作，需舒展胸廓数分钟。

活动颈部，耸双肩，左右转体，并进行深长呼吸，捶打按摩腰部肌肉。一般伏案工作两个小时，即应做一次。

♥ 运动腰部可强肾

常做腰部运动，可强肾健体。强肾健身腰部运动法特别适合老年人，可保持脊柱的灵活性，缓解腰酸。

肾病患者身体向左侧弯曲，双脚分开站立，两手叉腰，拇指在前。上身尽量向左侧弯曲，以弯到不能再弯为宜，然后再向右侧弯屈，交替进行；患者双手扶住胯部，上身尽可能向后仰。也可将双臂下垂，腋下保持空虚状，以能容一拳为宜。身体重心移至右脚，身体缓缓向左转，再向反方向做同样的动作。

仰卧起坐也是一种强肾健腰的运动法，患者可仰卧床上，双腿并拢伸直，双手叉腰，拇指在前。凭借腰部力量使上身坐起，连续起卧。

这种方法对肾病养护效果较佳，具体做法是两脚开立，与肩同宽。两腿微曲，左手放在胸前，掌心向下。右手伸到左手下面，掌心向上，两手之间像夹着一本书一样。在两手的带动下，肾病患者转动腰及腰部以上部位，两腿保持不动。

在转腰的时候，患者可以平行画圈，还可以在两手的带动下上下左右做不规则的运动，以更好地带动腰、腹部运动。

♥ 防治肾结石的提肛运动

肾结石患者在进行健身运动时，应加强提肛运动，以促进肾脏运动。提肛运动的优势是简单易学，安全有效，坐、卧和站立时均可进行。一般来说，在睡觉前或起床前，肾病患者可躺在床上提肛三十次，大小便后也可提肛数次；干重体力活时也要注意提肛。提肛时必须用力，提肛之后宜立刻排便。

具体的练习方法是收腹，慢慢呼气，同时有意识地向上收提肛门。当肺中的空气尽量呼出后，屏住呼吸并保持收提肛门动作。身体自然放松，让空气进入肺中。重复上述动作，吸气时尽量收提肛门，身体放松，让肺中的空气自然呼出。

❤ 太极拳补肾又健肾

经常练习太极拳可以提高身体抵抗力，还可以促进肾脏运动。特别是伴有冠心病、关节炎、肩周炎等疾病的肾病患者，经常练习不仅可以缓解病痛，还可以强肾健身、补气调阴阳。

经常练习太极拳可有效改善肾病患者的内分泌功能，对垂体-甲状腺轴和垂体-性腺轴方面也有很好的调节作用。

经常练习太极拳，可改善心脑功能，降低高脂血症的发病概率。此外，练习太极拳还可以改善肾病患者失眠多梦、记忆力减退等症状，促进心肺功能、平衡经络、改善体内末端微循环。因此，肾病患者宜经常练习太极拳。

太极拳在健身运动中占据很重要的地位，属基本功范畴。练习太极拳，可培养丹田能量，增强身体力量，还可提高下盘的稳固性。桩功分为无极桩、太极桩、开合桩等几种，下面介绍这几种桩功的练习方法。

无极太极拳，要求肾病患者身体放松，气沉丹田，集中注意力。右手在外左手在里互抱身体，双脚分开至与肩同宽，膝盖弯曲。

太极太极拳，在体内真气充盈之时，将肩膀沉下，肘部坠下。双手逆向缠合抱于胸前，手心向内，指尖相对，慢慢呼吸，使丹田气体逐渐充盈。

开合太极拳，主要是在太极桩的基础上进行逆腹式呼吸，呼吸要均匀、柔和、缓慢。将气体吸进两肾，在小腹内收起，双臂、双膝均随呼吸而开合。

太极蹲又称儿蹲，可增强肾病患者的肾功能。坚持练习，效果更佳。

患者立正，双脚均匀受力贴紧双脚，双踝关节内侧也紧靠在一起。身体微微向前倾，也可略向后仰，以自己舒适为度，可自行调节。

患者也可练习抱膝式太极蹲法，蹲定后，双臂上肢环抱于胸前。身体重心移至左脚，复位还原；抱颈式太极蹲法，蹲定后，患者双手互相重叠抱住后颈项，稍稍用力，压着颈椎。双腕关节贴着左右耳垂，双肘关节尽量互相靠拢，放在双膝关节上，复位还原。

❤ 增强肾功能的运动方法

患者面向南方，身体站直,想象自己是站在北方的位置。两脚分开，双臂自然下垂，眼睛平视。全身经络放松，静心倾听、体会自己身边的各种声音信息。

患者集中意识于百会穴，转到神阙穴，再顺着大腿骨的中间旋转着慢慢下行，出泉涌穴。此时，练习者继续集中意识，静心倾听。用双手按摩自己的小腿、大腿，不断向上延伸，点按尾椎骨、腰椎骨、胸椎骨、颈椎骨。将整个大椎骨按摩完后，将意识集中在胸部，进而扩散到五脏六腑。在做此运动时，练习者可将眼睛半闭半睁。对于有头晕、恶心症状的患者，宜睁开眼睛练习，以免产生不适感。此方法可疏通全身经络，增强肾功能。

肾病患者双手上提，意念集中在百会穴，传到神阙穴。双手护住小腹，将意念运转至大腿骨，同时双手顺着大腿前面向下推，推至脚背，点按涌泉穴、八风穴。双手护住踝子骨，用大拇指点按水泉穴，抬起脚后跟，放下。双手掌心与脚后跟相对，向上前进，直至涌泉穴。到肾脏位置，双手大拇指点按小肠穴，男子向左侧转动腰围，女子朝相反方向转动。此方法对肾脏膜有很好的保健作用。

患者用双手大拇指按小肠穴位，腰挺直，想象肾脏在向上拉动。收腹，将气体呼出，慢慢下蹲，形成半蹲式，运用意识想象利用地下水冲洗肾膜。腰直起，用意识打开神阙穴，双手拇指按着小肠穴，同时用力将躯体向前推，经神阙穴放出冲洗肾膜的污水、寒气。之后，双手从腋下掏出转到后脑，向上拉伸身体，双手向身体两侧一甩。此方法对清洗肾膜、肾皮膜、肾椎体、肾盂、输尿管有很好的效果。

♥ 保护肾脏的运动方法

肾病患者双手上提，将意识集中在百会穴，转到天突穴，沿着胸腔主经脉血管逆时针下行，到达腹腔肝静脉。双手护住小腹，男子点按左肾，女子点按右肾，双手护住神阙穴不动。交换位置，男子点按右肾，女子点按左肾。将意识集中起来，想象寒气进入腹腔静脉血管，男子向左推向大、小腿静脉血管，女子向右推推向大、小腿静脉血管。从八风穴放出静脉血管寒气，双手在脚趾两侧甩三遍。

双手伸平，意识集中在百会穴，转到神阙穴，经过小腹，双手重叠放在神阙穴上，想象白雾充满腹腔，慢慢收腹，将氧气送入四肢，促进全身血液循环。双手伸平，想象将接到的甘露灌入甘露穴、胸腔、腹腔、大腿、小腿、静脉血管。灌满之后，不要放出甘露。身体站直，双手相对放于胸前，慢慢向中间集合，让甘露溶合在全身的血液里。此方法对于冲洗肾脏静脉有很好的保健作用。

肾病患者双手上提，意念集中在百会穴，转到神阙穴，将双手敞开，送入小腹，再送入膀胱。双手形成利剑指向膀胱，再指向会阴穴，释放膀胱里的寒气。双手分别向两侧一甩，身体自然站直。此方法对清除膀胱寒气有很好的作用。

患者双手上提，意念集中在百会穴，转到神阙穴。双手护住小腹，将意识送至大腿骨。双手从大腿处向下推，推至脚背，双手掌心与脚后跟相对，同时意识进入肾脏。双手大拇指点按小肠俞穴，男子向左转腰三圈，女子向右转腰三圈。将意识送至亚门穴，双手转至脑后，用中指点按亚门穴。将意识送至耳室、耳鼓，旋转三圈。双手中指用力拉到耳后，把耳室、耳鼓寒气放出。此种方法对于清除耳室、耳膜的寒气有很好的作用。

❤ 疏通肾脏经络的运动方法

患者双手上提，意识集中在百会穴，转到神阙穴，双手护住小腹。将意识转入维脉、跷脉，双手分开，男子右手放于左腿前面，左手放于左臀部，女子则相反。双手护着大腿向下推，从八风穴放出维脉、跷脉里的寒气。此方法可疏通阴脉、维脉、跷脉。

患者站在有水的地方，原地不动，身体向左侧转动两圈，转到朝北方向。想象自己在眺望北海的海面，并且用双手搅动海水。将意识集中在玄武穴，转至前庭，进入百会穴。想象借助海水的冲击，游进肾脏，男子进入左侧肾脏，女子进入右侧肾脏，清理肾盂，动、静脉血管以及肾脏各个经络，交换位置。做完后将玄武收藏在肾脏里，转身面朝南，呼吸氧气。此运动对疏通肾脏各部位及经络有很好的作用。

❤ 预防肾结石的仰卧运动

预防肾结石的运动方法很多，仰卧运动就是其中一种。

仰卧起坐是预防肾下垂的好办法，仰卧在床上，两臂自然放松置于身体两侧。头向上抬，腹部用力使身体坐起来，再躺下去。开始做仰卧起坐的时候，可以借助双臂的力量。在早上起床后或晚上睡觉前，反复做15次即可。

仰卧在床上，将两腿并拢，伸直向上抬起。双腿悬在空中，约距离床20厘米处静止不动，坚持10秒钟后将腿放下稍事休息，再做一次抬腿动作。

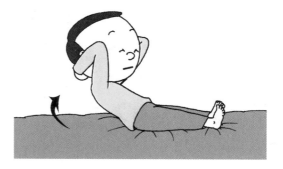

早晚坚持，每次反复做15次即可。

除了上面提到的两种仰卧运动外，还有几种仰卧运动也可以帮助肾病患者预防、治疗肾结石。

仰卧抬头运动。身体放松仰卧在床上，两手放至脑后。头尽量抬起，悬在空中坚持两秒钟后落下，重新抬起，每次坚持做15次即可。

仰卧挺胸运动。身体放松仰卧在床上，两手平放在身侧。用头和腿支撑身体，用力将胸腹挺起，坚持几秒钟后落下，再次挺起。这个动作开始做的时候会比较难，可以只做几次，然后随着锻炼的深入，慢慢增加次数。

仰卧抬臀运动。身体放松仰卧在床上，两手平放在身侧。两腿弯曲，用脚掌蹬在床面上。臀部尽量向上抬，坚持几秒钟后放下，休息一秒钟后再次抬起臀部。如此反复，每次抬臀十次即可。

❤ 瑜伽运动也补肾

瑜伽动作注重于身体各器官的和谐与平衡，长期坚持练习，可增强身体柔韧性，还可健肾、补肾。

肾病患者模仿树的姿势，单脚站立，保持身体平衡，做稳定的深呼吸或自然呼吸。复位站好，呈弓步，双手往两边伸展，做深呼吸。复位站好，单脚站立，另一条腿向后伸展，双手向前伸展，保持平衡，做自然呼吸。复位站好，双腿分开，将身体向右侧弯，同时，向上伸展左手臂，右手臂放在腿部，眼睛往上看。深呼吸，然后反方向进行练习。

站定，单腿站立。将另一条腿绕住站立腿，两手合掌前伸。复位，身体向后仰，将左手放在膝盖上，右手伸过头部往后仰，然后反方向再进行练习。复位站好，身体直坐，抬起两腿并张开，双手分别握住两脚脚掌。复位站好，跪坐，身体保持直立，双手在头部交叉互握。吸气，同时头向上仰，双臂上抬。

瑜伽练习法，要求肾病患者思想集中、内心平静。此方法可有效地缓解肾气不足，增强肾功能。

鳄鱼式瑜伽练习法。患者俯卧在垫子上，胸部抬起，肘部弯曲，两手掌托住下巴。闭上双眼，注意放松身体，将注意力集中在自己的呼吸上，呼吸尽量放慢，保持此姿势不变。将前臂平放在地面上，头部尽量往后伸，使颈部得到充分的伸展。

眼镜蛇式瑜伽练习法。患者仰卧在垫子上，双手放在胸部两侧。吸气时，上半身慢慢撑起，手臂伸直，头部尽量往后仰，大腿紧贴地面。呼气时，逐渐将身体放到垫子上，一侧脸颊贴于地面，全身放松。

山式瑜伽练习法。患者端坐在垫子上，腰椎用力往前，上身挺直。臀部紧贴地面不动，手臂向上伸展，上身也随之向上伸展。保持此姿势不变，深呼吸三次，呼气时将两手臂慢慢放下，可重复练习。

❤ 练习易筋经也补肾

对于肾病患者而言，常做易筋经健身操，能起到强肾健身、平衡阴阳、恢复体力的作用。

患者身体平坐，双脚自然平放在座位前，微闭双眼，自然呼吸，使身体完全放松，双掌相叠放在脐腹部，掌心向内，按顺时针方向轻轻揉脐腹部，再按逆时针方向做同样的动作；身体平坐，双脚自然平放在座位前，微闭双眼，自然呼吸，放松身体，两上臂自然下垂，掌心相对，将手掌、脚趾、嘴巴慢慢张开，同时小腹稍向外鼓，停顿一下，再将手掌、脚趾、嘴巴慢慢放松闭合，如此一张紧一放松，重复练习。

患者还可练习颈项运动。头向左转到最大限度，目视左后方。还原，头向右转到最大限度，目视右后方。还原，仰头到最大限度。还原，低头到最大限度，还原。

♥ 健身又健肾的体操锻炼

对于伴有神经衰弱的肾病患者来说，适当的体操练习可使头脑清醒、精神振作，从而起到补肾养身的作用。

患者自然站立，两手叉腰，左腿向右迈一步，将两臂侧平举，手心向下。两手握拳，颈部向左旋转，两眼凝视前方，左腿向左滑出，脚掌紧贴地面，右腿下蹲。左臂微屈，左拳贴近胯下，右臂侧屈，右拳贴近胯下，身体重心前移，左腿屈曲，右腿蹬直成左弓步，左臂屈肘横挡额前，右拳从左腋下冲出。归位，换反方向练习。此法可提高机体免疫力，还可调理阴阳、和中补气。

患者自然站立，双手十字交叉于胸前，右手在前左手在后，掌心向内。翻掌，左掌向下靠近胯下部，右掌向上举过头顶。左腿缓缓屈膝，脚尖点地。然后屈膝抬起，小腿微微向内收，脚尖向下，右腿伸直独立。憋气不动，停顿几秒，将左脚放下，左手向上，右手向下成两臂侧屈至胸前，掌心向下，缓缓呼气。还原，换反方向练习。

♥ 平衡阴阳的按摩操

补肾按摩操主要是对人体背部和胸腹部穴位进行按摩，因为这两个部位的穴位与肾脏息息相关，对其进行按摩，不仅能直接作用于肾脏，而且还能平衡阴阳，培补中气。

患者自然站立，身体放松，双脚分开与肩同宽，双肩松垂，挺胸抬头，双手呈掌式。做些热身运动，使肢体舒展，关节润滑。

患者将双手放在肾俞穴处，按摩肾俞穴，再将手掌换为空心拳，轻轻叩击肾俞穴。复位还原，双手握空心拳，一左一右分别叩击背部俞穴，若身边有树或墙，也可借助这些物体撞背。手掌按摩膻中穴，用五指指尖轻轻点压胁肋，按摩15分钟即可。右手手掌放在左手手掌上，以肚脐为中心，向左下腹按顺时针方向旋转按摩，再用左手掌压在右手掌上，向右下腹按逆时针方向旋转按摩。以上动作做完之后，应逐渐放松身体，做扭腰晃身、扩胸摆臂等动作。

♥ 促进肾脏运动的圆盘操

圆盘操补肾法应准备一个脸盆大小的圆盘，练习时两脚站在圆盘上，双手放在身体两侧，上身和两腿向左扭动，两臂右摆。扭转圆盘左转，方向反转。此站立旋转法可促进患者腰椎的灵活性，增强腹外斜肌的力量，促进肾脏运动。

患者还可以采用半蹲旋转的方法，即身体半蹲，两腿扭动圆盘左转，两臂右摆，再反方向转动；扶踝旋转法，即患者双腿伸直，站在圆盘上，上身深深前屈，两手撑地。两手向左拨离地面圆盘右转，双手随即扶住踝关节，然后反方向做相同动作。此动作可提高腰脊椎的柔韧性，增强肾脏活力。

下蹲旋转法，要求患者双腿合并站在圆盘上，双手放在身体两侧，眼睛正视前方。两脚在圆盘上向左蹲转，使圆盘慢速向右旋转，两手侧平举，保持圆盘加速持续旋转，然后反方向做相同动作。此方法可调和阴阳、补肾健体。

❤ 转头操能保护肾脏

平时多练习转头操，对肾脏有一定的保健作用，对其他疾病的治疗也有很好的辅助效果。

左右睡枕法。患者双脚分开，与肩同宽，身体站直，双手叉腰，拇指向后，眼睛平视前方。身体保持不动，头慢慢向左倾倒至最大限度，双腿伸直，同时呼气，将头慢慢竖起，脚趾抓地，同时吸气，做5次左右，头向右倾，动作如上。仰卧天地法。患者两脚分开站立，双掌相叠在肚脐下小腹处，双眼平视远方，身体保持不动，头慢慢低垂，下腭尽量触及胸骨，背脊尽量挺直，同时呼气。头慢慢仰至最大限度，双脚脚趾抓地，收腹提肛。

❤ 补肾养肾操

肾病患者双脚并立，面向东方，挺直身体，两臂自然垂于身体两侧，眼睛平视前方。左脚慢慢抬起跨步，注意脚尖先轻轻落地。双臂平举，手心向下，但觉劳宫穴有凉感时，将手心翻至向上，用意识感悟劳宫穴有热气涌入。深吸一口气，两臂环抱于胸前，形成马步蹲裆势。双眼慢慢闭合，双臂伸展，深呼吸。归位，重复上述动作。

患者双手从身体两侧抬起，与肩膀成一直线，手心向上。待手心劳宫穴有热感时，慢慢高举过头，使两手掌心相对。当手心感到麻木时慢慢做两次逆式呼吸，形成马步蹲裆势，同时两拳相对，拳眼向内。慢慢站起，拳变掌，左掌在上，右掌在下，双手扣住丹田处。几分钟后，双手放松，立正。

肾病患者慢慢抬起左脚，两臂在胸前同时向外画圈环抱，呈金鸡独立势。慢慢弯曲右脚，提起的左脚轻轻落地。左脚向前伸出呈前弓步，两臂在身体两侧向外画圆至胸前。握拳，左脚直立，右脚提起呈金鸡独立势，展开双臂，动作呈攀登状。

患者抬起左脚，双臂在胸前环抱，呈金鸡独立势。左脚慢慢落地，右腿慢慢屈蹲，同时左腿变为前弓步，两掌随之做前推姿势。双掌以腕关节为轴分别在胸前向外画圆。深深吸气，身体慢慢向后仰，形成仰目观天势。呼气，身体缓慢挺直，收回左脚，复位站好。

❤ 强肾健体操

许多肾虚患者都会出现面黄肌瘦、消化不良、腰膝酸软等症状，下面就介绍几种补肾操，让你在锻炼身体的时候，也改善了肾虚症状。

站如松。双脚并立，身体站直，根据自己的感觉，将小部分体重放在脚跟上，大部分体重放在脚尖部位。抬头挺胸，站立20分钟左右，以不感到疲惫为宜。

坐如钟。双脚脚跟并拢，臀部坐在脚跟上，挺直腰背。上身保持直立动作约20分钟，以不感到疲惫、疼痛为宜。若中途双脚感觉麻木，可慢慢放松身体，休息一会儿再继续此动作。

屈胸扭背。跪坐在床上，左手扶在右膝处，右手贴在左胯间。深呼一口气，头由左向右转动，当感觉颈椎得到充分扭转时，保持这个姿势1分钟左右。慢慢还原，换相反的方向，再做一遍此动作。这个动作可充分拉伸胸、腹、腰、颈部肌肉，还可缓解腰膝酸软症状。

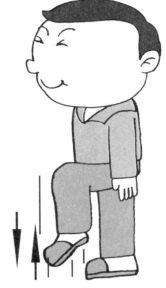

挺腹操。坐在地上或较硬的木板床上，缓缓吸气，慢慢呼气，呼气的同时上半身向后仰倒，两肘慢慢抵放在地面上。双手放在腹部上，双肘继续向两边伸展，直到整个上身平躺在地面上。保持此动作2分钟后双腿也慢慢并拢伸直，全身放松。

全身放松操。平躺在床上，双腿稍微分开，双臂自然放于身体两侧。闭上双眼，从头部开始，依次往下，逐渐放松身体。这样做可以有效消除紧张情绪，使身体各脏器得到短暂的休息及放松。若身体得到充分放松，可以感到腹部及四肢逐渐发热，还可起到暖肾的作用。

屈体操。坐好之后，深呼吸几次。待身体放松后，吸气，抬头，呼气，双臂平举，上身向前屈。此操可锻炼肾病患者的腹部肌肉，还可缓解病痛。

❤ 适合老年人的健肾操

俯爬操可增强人体内脏器官功能，加强四肢的耐受能力，还可以改善周身血液循环，久坐不动的老年肾病患者尤其适合做此操。四肢着地，做爬行动作，可以直线向前或向后爬行，也可按照其他轨迹爬行。在做俯爬操时应注意，做操的空地应选洁净无水、较为平坦的地面，以免发生意外；肾病伴有冠心病、高血压的患者不适宜做此操。

转腰操。转腰操能调节大脑神经系统，还可改善胃肠功能。神经衰弱、便秘及消化不良的肾病患者可以练习此操，缓解以上症状。患者坐在距离椅子边缘三分之一处，双手放在膝盖上，舌头抵住上腭，以腰为轴，分别向左向右旋转。旋转时，上身应尽量向前俯趴，腰部弯曲，每个动作尽量做到位。

肾病患者双脚开立，约与肩宽，双手垂放于身体两侧。做操时，双手慢慢移到身体前方，掌心向上慢慢托起至下颌。在托起的同时，足跟部慢慢抬起。双手托到下颌处微停一会儿，再慢慢将手掌朝下，做下压动作，足跟也同时回落。

稍事休息后，双脚开立，约与肩宽，双手放在下颌处，并将足跟踮起。准备动作做好后，缓慢呼吸。吸气时，隔肌会慢慢提升，呼气时又会逐渐降回原位；双脚自然站立，迈出左脚，摆成弓步，做后蹬的动作两臂慢慢展开平举，尽量向作振。收回左脚，将右脚迈出，做反侧练习。

❤ 治疗肾结石的医疗体操

医疗体操是针对肾结石的特点而制定的锻炼方法，能增强腹背肌，维持正常腹内压，改善肾功能。

仰卧位，双手自然放于身体两侧，屈膝运动；俯卧位，两臂自然放于体侧，膝关节伸直，抬起左腿，右臂前伸。保持此姿势5~10秒，恢复原位。然后反侧练习，也可头胸及四肢同时上抬，离开床面，只让腹部着床，呈"飞燕点水式"。俯卧位，尽量抬头抬肩，放松，反复做10次。早期肾结石患者，每日两次俯卧，每次坚持2小时，可缓解脊柱变形的症状。